精神科看護
THE JAPANESE JOURNAL OF PSYCHIATRIC NURSING

2020.11 CONTENTS
vol.47 通巻 339 号

特集

JN091256

「薬は苦手」は患者の不安
―服薬への不安をケアできる看護師へ

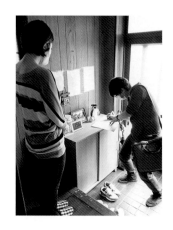

特集

「薬は苦手」は患者の不安
―服薬への不安をケアできる看護師へ―

◉ 服薬に対する当事者の本音 ◉
◉ 人と人との関係にもとづいた薬物療法看護を ◉
◉ 副作用を見逃さないためのコミュニケーション ◉
◉ 薬物療法における副作用の早期発見ポイント ◉
◉【座談会】生活の観察で得る情報，判断する知識 ◉

特集にあたって

◉編集部◉

「薬については担当医に聞いてください」

患者から薬について尋ねられたとき，ついこのように答えてしまった経験はないだろうか。これは極端な例であるが，もしもそのような返答をされてしまえば，患者は看護師という身近で頼りにすべきところを失い，抱く不安ははかり知れない。薬物療法に対して看護師が苦手意識を抱いている場合，それを患者は敏感に察知する。

患者にとって「向精神薬の服薬」は往々にして一大事であり，不安感を覚えることだろう。その不安をケアするためには，薬理や有害作用の知識をもっているだけでは事足りない。知識そのものが患者に安寧をもたらすのではなく，重要であるのは「薬物療法に関するベーシックな知識」が，「ケ

アとして出力される」ことだ。

これを踏まえたうえで今回の特集では，まず冒頭記事で，当事者が薬物療法についてどのように感じ，看護師に何を求めているのか本音をうかがった。そして薬物療法へ納得感をもって向き合うためのケアの手段に続いて，不安の主な要因となる「副作用」をいかに見逃さず，重篤になる前に防ぐかを，コミュニケーションから探る方法と，発見のポイントを紹介する。さらには医師の視点から看護師に何ができるかを聞いた座談会も参考にしていただきたい。

薬物を用いた治療においても，その効果を左右するのは人の気持ちということがよくわかる。基本に立ち戻るが，寄り添う，向き合う姿勢が大切になるのだ。

服薬に対する当事者の本音

看護師に聞いてほしい，向き合ってほしい

苦しみを聞いてくれる関係性

青木裕史 あおき ひろふみ

　私は15年ほど，毎日精神科の薬を服薬していますが，その間「薬は飲まされるもの」という思いが常にあります。たしかに，みずから薬を飲むことを選んで服薬していますが，副作用などを考えるとできれば飲みたくはないものです。精神科の薬を飲む際に感じる，自分の本能が拒むような感覚を抑え込まないと飲めません。それでも，薬自体には助けてもらっている思いも大いにあります。看護師さんから，「飲み心地はどうですか？」と聞かれますが，苦しみの感覚について話せるような関係性をつくることができた看護師さんはごくわずかです。当事者からすれば，「この薬はこんな感じ」という経験者の話は安心のためにとても役立ちますが，それを看護師さんに求めるのは難しいですよね。だから看護師さんには，そのような話を聞ける関係性をつくろうとされる方や，そのためにつながりが大切だと思う方が望まれるのかなと思っています。なぜなら，当事者にとって自分の思いと一緒にいてくれることほど貴重でありがたいことはないからです。看護師さんの仕事は，「薬は飲みましょう」だけではないと思っています。当事者が薬を飲むことをどう思っているのか，なぜそう思うのかに思いを馳せ，心の内にある巡る思いを聞いてくれるような，そんな関係性を大切にしてくれる看護師さんがもっといてくれたらと思います。当事者にとって看護師さんほど，身近で専門的に話を聞いてくれる存在はほかにいないのですから。

まずは理由を
聞いてほしい

倉田真奈美 くらた まなみ

　わが家には，週6回，訪問看護師さんが来ます。心身のチェックより私にとって1番大切なのは，服薬指導です。私はもともと薬が大嫌いで，できたら飲みたくないです。口は渇くし，お腹はすくし，手は震えるし，眠たくてたまらないし，ダルいし，いいことないです。しかし，幻聴には，頓服の薬が劇的に効きます。先日，私の薬に対する考え方が根本的に変わる出来事がありました。入院したときに，心理教育を受講したのです。服薬の大切さを勉強してから，調子が悪くなったらすぐ頓服を飲むようになったのです。家のあちこちに頓服の薬が貼ってあり，すぐ飲めるようにしました。また，入院したときに薬をいきなり半分に減薬されましたが，ストレスがなかったのでそんなにつらい離脱症状はなかったです。看護師さんには，飲み心地の悪い薬を飲んでいるつらさを受けとめてほしい。どうしたらスムーズに飲めるか，一緒に考えてほしいです。「お薬は飲みましょう！」だけではなく，なぜ嫌がるのかとか，理由を聞いてほしいです。昔，主剤だったデパケンを飲まなくなったときがありました。子どもがほしくて，催奇性があるデパケンをやめたのです。案の定，たちまち調子を崩しましたが，私は必死でした。そこで入院したときの看護師さんに話をじっくり聞いてもらえたらよかったのになあと思い出します。将来的には，減薬，断薬したいですが，まずはWRAPを活かしつつ生活リズムを整えていきたいです。

求めるのは雰囲気を変える
明るさ

常本哲郎 つねもと てつろう

　私は精神を患っており，もう30年，抗精神病薬を服用し続けています。なかには，副作用がつらかったり，さまざまな理由で薬を飲みたくないという方も少なくないようですが，30年間も飲み続けていると半分諦念も入っており，普通に毎食後服用しているものです。精神疾患以外でも，服薬し続けねばならない病はたくさんあるでしょう。そんなこともあり，わたしは一生薬を飲み続けることに対して抵抗はありません。そうではない人の言い分も，よくわかります。抗精神病薬を飲むと，眠かったり，だるかったり，喉が渇いたり，眼球が上転したり，どもったり，不愉快な思いもたくさんするからです。私は，いくつか対処法をもっています。やはり眠いので，アイスブラックコーヒーを箱買いし，一段落つくごとに飲んでいます。また，気分転換にシャワーを1日2回浴びます。さびしくならないよう，妻とはよく話をします。わが家には週6回，訪問看護師さんが来てくれています。医療的な話ももちろんしますが，暗くなりがちな障がい者世帯に明るい看護師さんが来るだけで，雰囲気がぱあっと明るくなります。なんでもないような世間話をするだけで，空気が入れ替わります。看護師さんは，知識や技術を学ぶことで入手できると思いますが，われわれ精神障がい者が求めている明るさや笑顔は，経験によってしか手に入れることができないと思います。みなさま，そんなすてきな看護師さんになってください。

気づきと少しの工夫

佐藤健太郎 さとう けんたろう

　私は2回の入院経験があり，現在は2か月に1回の通院をしながら，普通に仕事をして生活しています。服薬については自己管理で行っていますが，2回目の入院生活中に服薬について，看護師の方といろいろ話し合って，服薬の工夫をすることでなんとか薬を飲み忘れず毎日を過ごしています。入院生活中に薬がいろいろと替わり，症状について訴えるのだけれど，なかなかうまく伝わらず，言葉で表現するのを諦めてしまったことがありましたが，看護師の方が何かと気がついてくださり，とてもうれしかったです。薬が替わるたび，今度はどんな副作用が出るのだろうと不安になっているときに声かけをしてくれるのもうれしかったです。「足が勝手に動く」「日中に強い眠気」などの副作用があり，昼の薬を飲むのがつらいときでも待ってくださったりするのは，とてもうれしいのですが，本音としては，薬の時間をずらしてほしいと思ったこともあります。そんなこんなで，ようやく外泊許可が出るようになったとき，外泊時に薬を飲み忘れることが多く，どうしたら飲めるのか考えていたら，看護師の方が小さいビニール袋をセロハンテープでつなげたものに薬を入れ，視覚的に見やすく，携帯しやすいものをつくってくださいました。それを持って外泊したときは，ちゃんと服薬ができていて，「すごいなぁ」と感じています。現在も薬を入れるのは面倒でも，飲み忘れがないので1日分ずつビニール袋をつなげて続けています。

真摯に向き合いフォローする

江上 幸 えがみ さち

　薬は当事者にとって極めて重要です。もちろんそれは，看護師のみなさんもご承知だと思います。いま私は，必要最低限の処方で副作用などもほとんどありません。しかし，発病後すぐは状態も悪く，何種類も薬を服用していました。足踏みがとまらなかったり，よだれが出たりと，副作用も出ました。けれども知識がないため，それを副作用とは思わずに過ごしていました。当時の担当医はたくさんの患者を抱え，1人1人にゆっくりと時間を割いて診察することは到底無理な状況でした。そんなとき，看護師さんが私の様子を見て声をかけてくれたのです。「足踏みとまらないの？　薬の副作用かもしれないから先生に伝えてみてね」と。このひと声がなければ，副作用とはわからないまま，ずっと苦しんでいたかもしれません。いまはインターネットなどで手軽に調べることができます。しかし，医療者に比べれば，当事者は圧倒的に薬に関する知識は少ないです。医師が診察にかける時間を長くとれない現実もあり，そこは看護師さんにフォローをしてもらえるととても助かります。また，当事者側からの服薬に関する話に対して，ただ単に「医師の指示どおりに」と通り一遍の返答ではなく，真摯に向き合っていただけると気持ちが楽になります。特に入院中などは，医師より看護師さんと触れ合うことのほうが多く，看護師さんの役割は大きいと感じます。当事者にとって，看護師さんはより身近な存在です。だからこそ話せることもあるのです。

私たちも，"ひとりの人"です……

川北 誠 かわきた まこと

　私は50歳の男性で，入院経験もあり，そのときにいろいろ感じました。当時はまだ新薬がなかったのでたくさん薬を飲んでいて，入院中は午後4時過ぎに夕食という時代でした。夕食の前に，食後の薬を飲んでいました。とても多くの薬を飲んでいた影響で，便秘になりました。それを医師に訴えても，下剤を処方されただけで，今度はひどい下痢になりました。医師は，「どんないいお薬にも，副作用はあるんだから……」とおっしゃいましたが，こちらが"いいお薬"を実感する前にひどい副作用が表れたのはつらかったです。医療・看護の世界は医師が優位だとは思いますが，そんなときに看護師さんが親身になって聞いてくれたら，もう少し積極的に治療に取り組もうと思えたでしょう。その後，退院できて，主治医も代えて，いまはクリニックに通って，状態は落ちついています。薬も新薬に替えてもらいました。看護師さんたちには，私たちが日常を取り戻せるような看護をめざしてほしいです。もちろん，看護師さんもいろいろな方がいて，やさしい方もいました。入院中に「川北くん，おはよう！」と毎朝笑顔で声をかけてくれた女性看護師さんのことは，いまでもお顔の雰囲気もお声も名字も覚えています。看護師さんも"ひとりの人"だと思うので，職員同士のことでつらいこともあるでしょう。その思いで，私たちも"ひとりの人"として見てほしいです。

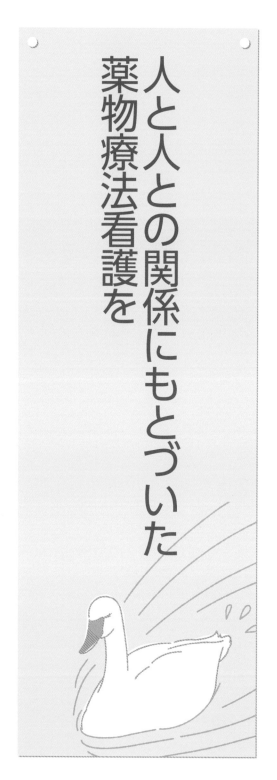

人と人との関係にもとづいた薬物療法看護を

執筆者

札幌なかまの杜クリニック
（北海道札幌市）
精神科認定看護師／認定看護管理者
村本好孝 むらもと よしたか

はじめに

　本特集のテーマは，「『薬は苦手』は患者の不安」。

　このテーマを聞いて，自分が一緒に活動している仲間やデイケアメンバー，一緒に働いている方々に，薬についてのかかわり方や理解について尋ねてみました。支援している方たちからは，「薬の知識に自信はない」「どうかかわっていいか悩んでいるが，うまく相談できていないかも……」という意見がありました。一方で当事者の方々からは，医師，看護師，そのほか支援者から伝えられた話のなかで，うれしかったことやよかったこと，また日々感じていることなど，いろいろな話が聞けました。そこで，私たち精神科看護師が薬物療法に関してどのようなかかわりを求められているのか，精神科看護師がどのようなことを考え，どのようなことを実践しているかを少し整理し，筆者自身が薬に関する支援で日々考えていることや，実践してきたことなども整理していこうと思います。

ドパミン系，セロトニン系，筋緊張，睡眠の4つの視点から説明

筆者自身が患者さんに薬物療法を説明するときにはまず，①ドパミン系，②セロトニン系，③筋緊張，④睡眠の4つの分類で話をしています。もちろん，細かな主作用や副作用の説明もしますが，まずは，大まかな説明をするうえでの分類になります。

ドパミン系では次のような伝え方をしています。

「ドパミンが基本的には恐怖を司る物質の1つであり，本来であれば恐怖を感じたときに大量に分泌されます。それは，自分自身の身を守るためなどに必要なんです。ただ，統合失調症型の方や強迫性症状がある方に関しては，なんらの理由で最初からドパミンが出ていて，このドパミンの作用によっていまある状況が怖いもの・恐怖を感じるものとしてとらえられているんです。そのように脳が誤作動を起こすわけです。そこから不安を感じてしまう場合もあるし，妄想につながっていくこともあります。そうするとドパミンをブロックする薬であるこの薬が使われることになります」

「時には，なんからの大発見をしたときなどにもドパミンが大量に分泌されるので，たとえば『これが絶対なんだ！』などと確信をもってしまうのも，同じ理由です。こうなるとその認知の修正が難しくなってしまうんです」

次にセロトニン系の場合。

「セロトニンは肯定的な思考のもとになっているので，セロトニンの分泌がなんらかの理由によって減少している場合には，他者からネガティブな考えをぶつけられたり，自分自身で自分のことを否定しているときに，『まぁまぁ，そう言わずに……』とか『よいところもあるんじゃないか……』など，自分自身に対して肯定的な考えや発想ができなくなります。そうすると，どうしても否定的になって，落ち込んだり不安を感じます。しかもそれが払拭できない状況が続いてしまうんです（ほかにもセロトニンが不足することで，「感情が動かなくなる」というメカニズムもお伝えしています）。

そして筋緊張では次のとおり。

「筋肉が緊張したり，体に力が入り硬くなっている状態であると，脳がいま起きている状況を不安だと認識してしまうんです。だから筋弛緩作用のある抗不安薬の服用がすすめられます」

最後に睡眠。

これはシンプルに服薬に際しては「まずゆっくり休んでから，いまの状況を整理しましょう……」と話しています。

向精神薬に関してその薬理まで精通している看護師にとっては，少しお粗末な分類ですが，実践的には精神科で使われている薬の説明には使いやすいように感じています。特に，「なんで薬を飲んでいるのかわからない」という患者さんやご家族の不信感の払拭には一役買っているように思います。説明の内容が簡単でありながらも作用機序が明確になると，医師がどのような意図をもって処方薬を選択しているかを説明しやすくなり，ひるがえって医師との信頼関係が良好になっていくのではないかと考えています。

副作用が気になる人には

薬を飲みたがらない方々のなかには，薬の副作用を気にされる方も多くいます。きちんとした説明をしたうえで，副作用を早期に発見して，生活に支障をもたらさないようにかかわるのがスタンダードなかかわりですが，薬の飲み始めのときの飲み心地の悪さやちょっとした眠気やだるさで，すぐにお薬を中断してしまう方もいます。飲み始めの眠気は少し飲み続けると治まることも多いので，副作用として眠気が出てしまっている可能性を説明したうえで，次のように伝えます。

「つらい状況が続きながらもがんばり続けてきた人は，疲れていても身体が疲れを十分に感じることができず，頭が活動し続ける状況にある方もいます。そのような状況にある方が精神科の薬を服用することで，頭が通常の状態に回復していって，ようやく疲れをしっかり認識できるようになる。だから眠たくなることもあるんです。いまはゆっくりと休んでもいいのではないでしょうか」

いま感じている眠気がもともとの疲れからくるものと思ってもらえたり，実は薬の効果である可能性があることを理解してもらえると，最初の服薬継続の一助になると考えています。この後に睡眠と活動のバランスが整ってきたら，そのまま服用を継続していけるようになると考えています。

保護膜理論で伝える
―薬の保護膜・看護師の保護膜

筆者が服薬に関する説明としてたびたび使うのが『保護膜理論』です。

「精神障害や何かしらのメンタルが弱っている状況下というのは，たとえるなら皮膚を火傷してしまって触られたり風が吹いたりするだけでも痛みを感じてしまう状態みたいなものです。火傷であれば，保護シートを貼って保護しますけど，精神的なものの場合は，実際に皮膚がただれているわけではないので，お薬を使うことによって感じ方を緩和するんです。保護をして，ただれた部分の刺激を避けることで，少しずつ治ってくるんですよ」

こうした説明が患者さんや利用者さんにすっと納得してもらえるのは，患者さんや利用者さんのなかには，日常生活のなかで，まわりの人から見られるだけでも気になり，ちょっとしたひそひそ声でも「悪口を言われているんじゃないか……」と心に傷をもっている人が多いからではないでしょうか。ですから，「外からの刺激から守る」というたとえをすんなりと理解してくれて，服薬の意味を理解してくれるのでしょう。

もちろん「薬を飲みたくない方」もいます。そんなときには無理やり飲ませるようなことは筆者はしません。「保護膜がない状態で治療を続けていくことは，少しつらい道を選択して歩むことになりますけど，そういう道を選ぶこと自体が悪いわけではありません。それを選択するというのであれば，一緒にその道を進んでいきましょう」とも説明しています。

今度は薬の保護膜ではなく，その人にとって「看護師の保護膜」となれるように，患者さん・利用者さんと看護師が「共同作業」として治療を進めていくことも大事なのではないかと思います。

こんな変わった事例も

以下では，ちょっと変わったかかわり方が薬物療法に関して効果を示した例を2つほど紹介したいと思います。病院における薬物療法の看護とは支援の方法にだいぶ差がありますが，いずれにしても，ご本人の薬への向き合い方に寄り添えた支援であったと思います。特に「あの患者さん，薬を飲んでくれない！」とストレスを抱えている看護師さんにとって，すっとその肩の荷が軽くなるようなエピソードです。

1人目の方は，発達障害と統合失調症を合わせたような方で，妄想も少しあり，衝動性が高まると興奮して他者とうまくつきあえない，という方です。気分の波が大きく薬物治療も効果的と考えられていましたが，ご本人は薬を飲みたがりません。しかも毎日10本の炭酸栄養ドリンクを飲んでいて，「これを飲んでいるから大丈夫」と言うのが口癖の方でした。

いろいろなかかわりがあったわけですが，「この炭酸栄養ドリンクを発売している会社のカスタマーセンターに連絡して，1日何本くらいが適当なのか問い合わせをしてみましょう」という運びとなり，実際に電話することになりました。電話に出られた方の対応がすばらしく，「自分がいままで対応した方のなかでいちばんのお得意さまである」というくだりから始まり，親

切ていねいに対応していただきました。もちろん「1本／日の目安の説明」もいただきました。その方もとても感動され，「そういえば，この炭酸栄養ドリンクを発売している会社からも薬が出ていて，いい薬だと思うんだけど……」と説明してみると，「この会社の薬なら信じられるかもしれない……」と，それまで避けていた薬物治療がスタートして，現在は服薬前よりは緩やかな生活を手に入れることができています。

もう1人の方は，下記のエピソードに触れて，それまで拒んでいた薬を飲みはじめました。

「ある薬局を訪れた少女は店主のリリーさんに『ミラクルをちょうだい』と言いました。どうやら少女の母親は重い病におかされていて，まわりの人が『ミラクル（奇跡）が起こるのを待つしかしかたがない』という話を聞きつけたらしい。リリーさんは『いまここにはミラクルは売っていないけれど，必ず奇跡を届ける薬を開発する』と約束しました」

製薬会社の創業者イーライリリーの有名な創業エピソードです。

その方もその秘話を耳にして，「そんな製薬会社があるのか」といたく感動し，「そんな会社から出ているお薬なら飲んでみよう」と薬を飲み始め，実際に効果を実感し，ご本人からは「奇跡を起こす薬を開発するという約束を守ったんだなぁ」という言葉が聞かれました。

製薬会社に関して服薬する側の当事者に尋ねると，あまりよいイメージを語られることはありません。そのようなイメージをもっている当事者にとっては，いまいち薬に信用がおけない

のもよくわかります。基本的に製薬会社は患者さんに直接かかわることができないことになっていますが，さまざまなパンフレットやツールなどを開発し，薬の効果が患者さんの手元に届くように工夫されていることはみなさんもご存知だと思います。製薬会社がどのような思いで薬をつくっているかを当事者に伝えていくということも，薬に対して拒否感のある方の思いを少しだけ変えてもらえる，効果的な方法の1つではないかと思います。

薬物療法と支援者
—ご本人との信頼関係

　信頼関係という面から，次のエピソードを紹介します。

　長らく受診していたクリニックが閉鎖することになり，現在のクリニックに移ってきた方です。新しい医師から減薬を提案されるものの，抵抗を示していました。医師や看護師が説明をくり返し，しぶしぶ減薬に同意して，いざ減薬となったのですが，薬が減ったことへの不安と現実に生じている苦労で，減薬に対する苦情をずっと訴え続けていました。そこで不安を解消するための認知行動療法と，現実の苦労に対しては具体的な対処方法を支援者がご本人と一緒になって取り組みました（そのクリニックでは当事者研究も行われています）。

　その方は最近になって，「薬を減らしてよかった。みんな，こんなにいろいろなことを感じながら生きているんだね。これからも一緒に，少しずつ，少しずついろいろなことに取り組んでいきたい」と話し始めているようです。

　減薬することは，ご本人にとってさまざまな不安や新しい苦労の始まりでもあり，当然，ていねいな支援が大切となります。しかし，減薬という体験は「薬物療法以外にも生活を楽にする方法がある」ということをご本人が知るよい機会であり，そこを軸に支援者との関係性も変化・確立していくのではないかと考えています。

　また別のエピソード。

　最近，主治医が変わった方で，いまの先生に対して下記のような印象を抱いているそうです。

　「いまの先生は，『いままで飲んでいた薬で調子がよくなった薬はありますか？　逆に調子が悪くなった薬はありますか？』と聞いてくれるから，話がすっと入ってくる。これまでの先生は，『症状が治まったか？』『副作用はなかったか？』としか聞いてこないから，病気の症状だけ見ているように感じて，『自分の困っていること』には興味がないように感じていたんだよ」

　言葉かけの内容自体は，ちょっとした違いです。しかしご本人にとっては，そのちょっとした言葉の違いで，その医師（医師に限りません。看護師にも，です）に信頼を向けられるか否かに直結します。信頼関係さえできれば，その支援者と一緒に治療していこうと思えるのです。

　診察場面に看護師が同席する機会は少ないかもしれませんが，医師がどのような質問の仕方をしているのか，どのような説明をしているのか，説明内容だけではなく，使われる言葉も気にかけてみると，かかわりが変わるのではないでしょうか。

薬物療法で重要なこと

「薬物療法だけしか手立てがない」と考えるとき，看護師たちは「薬を飲ませること」が主な目的になってしまい，ほかには何もできないという気持ちでいっぱいになることもあるでしょう。あるいは，薬を飲みたがらない方がいた場合，「その方が薬を飲まないから治療できない」「病識がもてないから，いくらこちらががんばっても何も変わらない」と考えてしまい，支援できない理由を患者側の要因としてしまうこともあるでしょう。これでは支援はどうしても行き詰まります。

しかし，本稿で紹介したように，「病気のことはわからないけど，自分がいいと思える製薬会社だったらその薬を飲む方」「看護師や医師のちょっとした言葉の使い方の違いで薬を飲む方」がいます。薬物療法に関する支援で重要なことは，つまり次のようなことだと考えています。

「薬を渡す人や薬の説明をする人が，どのような考え方や姿勢のもとにご本人にかかわりをもっているかによって，薬を飲むことへの思いやあるいは薬本来の薬効も変わってくる。つまり薬物療法は，たんに『薬を飲む』ということを超えた，精神科看護がもっとも大事とする『人と人との関係』にもとづいた支援方法なのである。理想的な信頼関係に近づくことができたぶんだけ，その方にとっての最善のかかわりに近づけるのではないか」。筆者はこのように考えています。

副作用を見逃さないためのコミュニケーション

執筆者

社会医療法人こぶし植苗病院
（北海道苫小牧市）
看護主任／精神看護専門看護師
佐々木晶子 ささき あきこ

患者にとっての薬の意味

　薬を飲む場合，その作用による効果を期待して薬が処方される。しかし薬を飲むことで，期待する作用ばかりでなく副作用も伴う可能性がある。目的以外の望まない作用を副作用といい，副作用の表れ方や感じ方は個々によって異なる。

　薬は，患者が自分らしく生きるために必要だから飲むものである。しかし，苦痛な副作用や，必要な作用を上回る副作用が出現することがあれば，その薬はもはや患者を助けるものではなくなる。

　患者自身がみずからの異変に気づき，「これは薬の副作用だ」と訴えてくる場合がある。患者にとってその苦痛は，薬を飲むことでの弊害による副作用かもしれない。しかし，もしかしたら副作用ではなく，薬や薬以外のなんらかの不安がこのような表現になっていることも考えられる。もしくは精神症状の悪化による訴えかもしれない。いずれにせよ患者が薬について苦痛を訴えてくるのならば，その薬は患者を救うものではないのである。患者が「副作用だ」と言うのなら，それは患者にとって「副作用」なのであり，苦痛を和らげるための支援が提供される必要がある。

医療職のなかでもっとも患者と近い距離にいる看護師が，副作用をいち早く発見し，対処することで，その後の薬物療法においてよりよい効果が期待できる。では，どうしたら副作用を見逃さず，いち早く発見することができるのか。ここでは患者とのかかわりや交流を通じて患者の変化をとらえる方法を考える。

鍵となるコミュニケーション

1) まずは訴えをよく聞く

副作用が表れると，普段とはちがう変化が起こる。言うまでもなく，その変化をとらえるためには副作用出現以前の患者の状況をよく知っていることが大前提だ。また，服用している薬の種類によって出現しやすい副作用を看護師が理解できていること，そして患者の変化をとらえたときに，薬の副作用かもしれないと疑う意識をもてることが必要である。

たとえば，アカシジアやジスキネジアの症状が出現したとしても，患者本人は自覚がない場合がある。薬の副作用であることを知らなければ，なおさら異変を誰かに知らせることはしない。また，便秘や高プロラクチン血症のように，目に見えにくく，本人にしかわからない副作用の場合もある。日ごろからの患者と医療者のコミュニケーションが副作用に気づくための鍵となる。さらに，前述したように患者みずからが薬の副作用を訴えてくる場合も，患者が伝えたい真意をくみとるコミュニケーションが必要になる。

あたりまえのことだが，看護師は患者の訴えをよく聞くことが大切である。患者の話に興味をもって，否定することなく，評価することなく，訴えをまずはそのまま聞くのである。これが簡単そうで，なかなか難しいことは現場で働く看護師のみなさんが日々実感していることではないだろうか。忙しく業務をこなすなかで話しかけられても，ゆっくり話を聞く余裕がない。そのようなときに，日々さまざまな内容の訴えをくり返す患者がまた何か言いに来ている……。もともと滑舌が悪くてよく聞きとれない……。しかし，これらの患者の訴えに，早急な対処が必要な副作用が隠れているかもしれないのだ。ちょっと意識を患者のほうに向けてみると，「あれ？ 滑舌が悪いのはもともとだけれど，いつもよりさらに聞きとりづらい。薬の副作用によるものかもしれない。この患者，最近薬の種類や量を変更したんだっけ？ 薬が替わっていないとしたら，脳の疾患などは疑わしくないのかな。手足の動きは変わりない？」……などと，患者の変化に気づく機会がここにあるのである。

2) 患者側の立場からみて，感じる
(1) 患者の訴えはコミュニケーションのチャンス

患者の話を聞くときのコツは，看護師である自分の側から患者をみるのではなく，患者の側からみたその話を聞くことである。つまり，いま話をしている患者が感じている苦痛や違和感を，看護師の側から理解しようとするのではなく，患者の側から一緒に同じものをみて感じてみるということである。そうすることで，患者の事情や訴えの意味合いが理解しやすくなる。患者が何を伝えたいのかを，患者側の立場から同じようにみて感じることができれば，服用中

の薬の作用と副作用を見極めやすくなる。

人は，自分からみた相手という視点でものを見る。当然，相手も同様の視点でこちらを見る。その2人がコミュニケーションをとると，違う価値観の人同士が自分の価値観で相手の話を聞くことになるため，言葉の受けとり方や同じものを見ていても誤差が生じる場合がある。知らず知らずのうちに，先入観が相手への理解を妨げる場合もある。

たとえば，統合失調症の患者が薬を飲んだことで「体調が悪化した」「薬に毒が入っている」などと訴えることがある。普段から妄想の症状が強い患者がそのように言った場合，看護師は「また妄想だ」と決めつけてしまうことがないだろうか。患者の訴えは，ただのいつもの妄想かもしれないが，それは副作用での苦痛の訴えかもしれないのである。副作用の苦痛や違和感を，患者は"毒が入っている"としか表現できないだけかもしれない。患者が訴えてきたときこそ，「コミュニケーションのチャンス！」である。

(2) 寄り添い，共感するためのスキル

「毒が入っている」と言う患者Aさんの考えや感情を，看護師の側からみるだけではわかりにくい場合がある。具体的に考えていきたい。

①看護師側の視点でAさんの考えや感情をとらえてみる。

「毒が入っているというけれど，どうしてそんなふうに思うんだろう」

「また妄想が強くなっているのだろうか」

「何か薬を飲みたくない理由があるのだろうか」

「薬とは関係のない理由で体調が悪化しているのかもしれない」

②これを，Aさん側からみた視点でとらえてみる。

「毒が入っている気がするから自分の身を守るために飲まないでおこう」

「この毒がきっといまの体調悪化の原因だ」

「それなのに薬を飲め飲めと看護師は言う。ますます怪しい」

①の場合と②の場合では，Aさんへの声のかけ方が変わるのではないだろうか。

①の場合，看護師がAさんに話す内容は，「毒なんて入っていませんよ。どうして毒が入っていると思うのですか？」「体調が悪化したというのは，具体的にどんなふうに悪化したのですか？」などと考えられる。

②の場合は，「毒が入っていると思うんですね。それなら怖くて飲みたくないですよね。でも，この薬に毒は入っていません。私は看護師なので，毒が入っている薬をAさんに勧めることなんてできません」「Aさんは，この薬を飲んできたからこそ体調を大きく崩さずここまで回復できたんだと思っていました。Aさんにはこの薬が合っていると思っていましたが，飲んでいて何か気になることはありましたか？」などが考えられる。

①では，妄想が強くなっているのかもしれないという前提で話をしている。また，体調悪化に焦点をあてているが，「薬のせいで体調が悪化した」とAさんが言っているのに対し，看護師は「体調悪化は薬と関係のないところに理由があるかもしれない」と考えている。視点を広くもち，患者の訴えから想像していくことはもちろん必要で大切なことである。しかし，②のようにAさんの立場から同じものをみることで，

まずAさんの思いにしっかり寄り添い，共感することができる。

　ベナーとルーベルは，症状の意味を患者のいまおかれている状況と合わせて理解することが，患者に安らぎを与えるために何よりも重要である[2]と述べている。Aさんが訴えた症状の意味をAさんからみた視点で理解することで，Aさんはわかってもらえた安心感からさらに自分の状況を訴えやすくなり，看護師とのコミュニケーションがより円滑に進むのである。その結果，Aさんにとっての副作用への理解が深まる。

患者自身に真実がある

　患者のなかには副作用の症状を自覚しても，せっかくいまの薬が合っているのに薬を替えられたら困ると考え，「副作用があるけれど言わないでおこう」と苦痛を我慢するケースや，「副作用があると言ったら面倒がられるのではないか」と遠慮して言わない患者もいる。また，非定型抗精神病薬は，定型抗精神病薬と比べて副作用出現の頻度は少なく，その症状も軽度と言われているが，患者によっては非定型抗精神病薬の服用で強い副作用が出現することもある。また，その薬で出現するといわれている副作用以外の副作用が出現することも考えられる。だからこそ，患者の立場からの副作用を早期に発見して対処するために，普段から患者が看護師に訴えやすいコミュニケーションをはかることが大切である。決して，「妄想だ，薬を飲まないと悪化する。なんとか飲む方向にもっていこう」と考えることなく，まず患者がどのような思いでいるのかを一緒に感じてみることから見えてくるものがあるはずである。看護師や医療者側に真実があるのではなく，患者自身の訴えに真実がある。

〈引用・参考文献〉
1）坂田三允他編：精神看護エクスペール18 精神科薬物療法と看護．中山書店，2006.
2）P.ベナー，J.ルーベル，難波卓志訳：ベナー／ルーベル 現象学的人間論と看護．医学書院，p.ix，1999.

薬物療法における副作用の早期発見ポイント

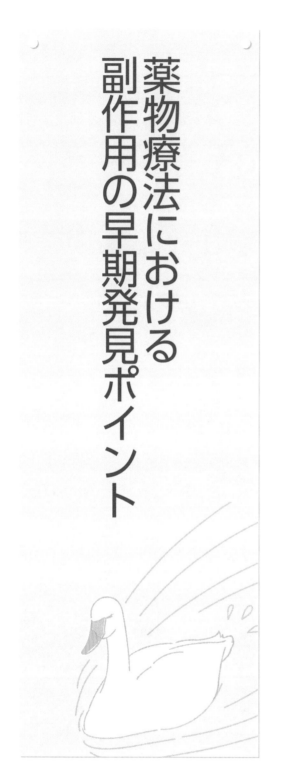

執筆者

医療法人静心会桶狭間病院
藤田こころケアセンター（愛知県豊明市）
看護主任／精神科認定看護師
平松大樹 ひらまつ だいじゅ

　精神科においては薬物療法が重要な治療としてあげられる。有効な治療法である一方，重大な副作用を起こす可能性もあるなかで，いかに私たちは日々患者様と向かい合い，いかに副作用を早期に発見し，1日でも早く対処できるかが大事であると考える。

　そこで今回は，薬物治療における副作用の早期発見ポイントを紹介していきたいと思う。

まず基本的な副作用の把握を

　早期発見のためには，まずはどういった副作用があるのか基本的なところを知っておく必要がある。ここでは代表的な副作用を簡単にまとめてみた（表1）。

　表1の症状以外にもさまざまな副作用があると思われるが，ここでは代表的な副作用をまとめるにとどめた。次に，このような抗精神病薬の副作用を念頭において患者様とかかわっていく際のポイントを紹介していきたい。

かかわりのポイント

1）普段の状態を把握する

　看護師は24時間をとおして患者の様子を観

察できる職種である。まずは，普段の患者様の状態を把握しておくことが大事である。そのためには，普段から患者様のところへ行き，コミュニケーションをとることが重要となる。コミュニケーションをとると同時に，状態を観察することを心がけなくてはいけない。たとえ患者様からの訴えがなくとも，普段の患者様を知っておけば何かおかしい部分があったときに気づくことができる。

常に患者とコミュニケーションをとることで，信頼関係を築くきっかけにもなる。信頼関係があれば患者様自身から看護師に直接不調を伝えやすくなる。精神科看護でコミュニケーションをとるのは当然のことであるが，精神・身体状態ともに観察しつつコミュニケーションをとることが理想的だと考える。入院間もない患者様が薬物療法を開始することになった際には特に副作用に対して注意が必要だ。

急性期の患者様によっては幻覚・妄想状態が著明でコミュニケーションがとりづらく，副作用の症状があってもみずから訴えることができないときもある。そういう状況も考え，われわれは内服による副作用を十分理解したうえで，コミュニケーションがとれないとしても観察を密にして早期発見，対処をするべきである。しかしながら現実的には，看護師は患者対応のほかに多くの業務を担っており，病棟の患者様1人1人とコミュニケーションや交流の時間を多くもつことは困難だ。そこで看護師間のコミュニケーションが重要になる。異なる勤務帯の情報を得やすい看護師の強みを活かすことで，終日をとおして患者様の情報を共有，違和感を共感し，必要な報告・連絡・相談につなげることができる。

表1　代表的な副作用

- パーキンソン様症状（パーキンソニズム）
  体がうまく動かない，手が震える，体が前かがみになって小刻みに歩くなど
- ジストニア
  目が上を向く，ろれつが回らない，首が反り返る，体が傾くなど
- アカシジア
  足がむずむずする，絶えず歩き回る，足を落ちつきなく揺らすなど
- ジスキネジア
  無意識に口が動く，手足が勝手に動くなど
- 流涎
  よだれが多量に出る
- 悪性症候群
  急に高熱（38℃以上）が出て下がらない，汗を多くかく，脈が速くなる，筋肉のこわばりが強くて動けない，意識がもうろうとするといった症状が表れる。発症率は向精神薬を使用している人の0.1%未満とまれだが，放置すると死にいたる危険性もある
- 体重増加
  食欲を亢進させ，体重が増加してしまう
- 過鎮静
  薬がもつ，興奮を鎮める作用が強すぎるときに起こる。発症間もない急性期には，症状を抑えるために強い薬が使われる多いので，起こりやすいと考えられる
- 口渇
  副交感神経系の動きが阻害され，唾液が出にくくなり，口や喉が渇いてしまう
- 便秘
  抗精神病薬や抗パーキンソン病薬などの使用でよくみられる

2) 多職種との連携

患者様のサポートは，看護師だけではなく，さまざまな職種との連携がもちろん必要不可欠だ。薬物療法に関しては，医師だけではなく薬剤師の協力のもとに進めていく必要がある。当然，患者様には自分が内服する薬に関しての十分な知識をもったうえで内服してもらうことが大事であると考える。もちろん，専門家と同じような知識レベルを求めるということではないが，みずから服薬する薬を知ることは"主体的

に服薬に臨む"ことにつながるだろう。自分が内服している薬の作用・副作用がわかっていれば，何かあった場合にみずから訴えることができる。看護師からでも薬に関しての説明はできるが，不十分なところもあるだろう。そこで，薬剤師のほうから入院時より薬剤指導を行ってもらうことで，現在内服している薬の作用・副作用を十分理解して患者様に内服してもらうことができる。万が一副作用が起こった際には，患者様自身で早期に訴えることができ，さらに重篤な症状となってしまう前段階で対処することができるようになる。指導と同時に薬剤師から薬剤情報表なども一緒に患者様へ渡せば，より内服による知識を深められる。加えて，内服を継続していくには内服している薬の十分な理解が必要になってくるため，なおのこと薬剤師による薬剤指導は重要であると考える。

3）認知機能が低下している患者様の対応

患者様のすべてが内服薬に対する副作用の症状を訴えられるとは限らない。また，なんらかの症状を訴えたとしても，状態を正確に言い表せることは少ない。だからこそ，かかわりをとりつつ患者の体験に耳を傾け，寄り添い，支援を形成していく必要がある。特に高齢患者様（認知症）はみずから訴えることが少なく，重篤な症状になりやすいと思われる。それでは，どういったかかわりをすれば，早期から対処できるようになるのだろうか。

(1) 既往症を把握する

まず，患者様の既往症を把握する。体感的にも高齢患者様は何かしらの既往症がある場合が多い。それが内服薬における副作用でさらに悪化する可能性もあり得る。副作用で表れた症状

の観察も必要であるが，既往症の症状観察も同時に行っていく。内服薬のなかでも鎮静作用の強い薬は，高齢患者様であると容易に過鎮静となりやすい場合が多いので気をつけなくてはいけない。過鎮静の場合に起こりやすい合併症が，誤嚥による肺炎，窒息，転倒による骨折，脳挫傷などがある。どちらも重篤な状態になる可能性が高く，できる限り発生させないように対処する。

(2) 誤嚥・ふらつきの予防

誤嚥における肺炎や窒息の予防として基本的なことは，食事摂取時の観察だ。第一にむせることがあるか否かを気にかける。固形物でむせる場合は，食事形態の変更やとろみをつけるなどの工夫をする。ただしそれだけではなく，口腔内の清潔を保つことも必要だ。認知症患者様は促さないとできない方や介助が必要な方もいるため，普段から意識して行うだけでも十分な予防になり得る。

転倒予防については，ふらつきが強い場合は車イスでの移動などの対応をとるが，患者様自身が現状を把握できないこともある。認知症の周辺症状（BPSD）を抑えるようなかかわりをすることが第一であるが，それでもどうしても歩いてしまうときなどは，ヘッドギアを使用するといった方法も考えなくてはいけない。夜間帯はどうしても人手が少なくなり，危険度が高くなる。ナースステーションから近い部屋にするなどの工夫も求められる。スタッフ間で十分な情報共有をし，事故を予防するように心がける。

(3)「もちこし」への対応

ほかの副作用に関しても十分な注意が必要だ。入院時と比べ，少しでもおかしいと感じれば医師へ報告し，内服の検討をしてもらいたい

ところだ。夜間せん妄における不眠や不穏時などに頓服をする際にも注意しなくてはいけない。若い患者様と違い，高齢患者様は薬の作用が翌日まで残ってしまう可能性がある。それに加え，定期薬を内服することでより鎮静がかかり，悪循環となることが考えられる。入院当初に使用した場合で翌日に残るようならば，次の使用をどうするかをカンファレンスで話し合うなど，検討を要する。みずから訴えることができない患者様，認知機能が低下している患者様に対しては以上のような対応が必要だろう。

4) 早期発見のためのアセスメント

続いて薬物療法の副作用を早期発見するためのアセスメントのポイントについて紹介する。ポイントは，「聞く・見る・触る」観察だ。「聞く→患者は訴えない→積極的に聞く」「見る→訴えを確認する，検査データをみる」「触る・聴く→状態の把握・客観的データ」，この3つの観察ポイントを実践することで，判断にあたっての情報量が増加し，薬物療法の副作用の早期発見につながる。この手法は，精神科身体合併症の早期発見にもつながるフィジカルアセスメントと呼ばれている。

フィジカルアセスメントとは目の前に実在する患者様の体を，根拠にもとづいて頭部から足先まで的確に，系統的に把握しようとすることをいう。そのためには患者様に関心をもって近づくこと，そしてコミュニケーションから始まる継続的な観察，体のなかは常に変化（内部環境変化）していることを想定して患者様と接していく必要がある。患者様の主観的情報と客観的情報を合わせて全体としてとらえることこそが，よりよい看護を提供する手段となるのでは

ないだろうか。また，情報は1人で抱え込まずに相談しよう。

5) 薬物療法を受ける患者様の看護への心構え

私たちは薬物療法を受ける患者様に対して十分な薬物の知識をもって接する必要がある。作用はもちろん，副作用に関する知識もだ。少しでも安心して治療を受けてもらわないとならない。普段から勤務する病院で採用している薬（特に病棟で使用する薬）はチェックし，調べておくべきである。患者様に聞かれて，その場で作用が説明できる。薬剤師ほどの説明はできないにしろ，その場での説明がしっかりとできる。それだけでも，少なからず患者様からの信頼を得ることができるのではないかと思う。

「この看護師なら大丈夫」と患者様に思われることが大切なことである。そういったなかで信頼関係を構築し，患者様自身から看護師に遠慮なく言えるようになることが理想的だ。遠慮なく言えるということは，患者自身が体の不調に気づいた早い段階で訴えることができるということだ。それこそが，内服における副作用の早期発見につながる。

薬物療法における看護で1つ注意しなくてはいけないのが，頓服の使用についてだ。頓服は精神科領域の薬の指示のなかで，不穏・不眠時とある。定期薬も内服しており，さらに不穏・不眠時に続けて内服すると副作用を起こす可能性も十分考えられる。だが，不穏時に頓服を希望する患者様から事前に話を聞いただろうか？消灯して1時間しても入眠しない。「それでは頓服を使用してみよう」など，みなさんも経験があるのではないだろうか？　不穏が強く，自

傷・他害の可能性があまりに高い場合は頓服を使用する必要もあるが，緊急性がない場合は内服する前に少し話を聞く，眠れないならベッドサイドへ誘導するなどの対応をしてもいいと思う。それでも内服を希望するのであれば，そのときは内服してもらってもいいとは思う。しかし，内服せずに訴えを傾聴することなどで患者様が落ちつくのであればそれに越したことはない。副作用の早期発見も当然大事であるが，そもそも起こさせないようにすることも重要であると考えているため，余談であったかもしれないが，ここで紹介させてもらった。

まとめ

　精神科における薬物療法は治療においてとても重要な位置づけにあり，継続していくことが大切である。そのために，内服における副作用を早期に発見し，対処するということが非常に重要だ。今回はいくつか早期発見，あるいはそもそも副作用を起こさせないためのポイントを説明した。これらを看護の場で少しでも役立てていただけるのであれば幸いである。

座談会 生活の観察で得る情報，判断する知識

医師の視点から知る，看護師ができること

副作用と看護

編集部 同じ抗精神病薬でも副作用の出方は服薬している人によって異なります。多くの臨床家にとってはそうした実感があるのではないでしょうか。だからこそ，十分な知識をもっているにもかかわらず薬物療法（特に副作用の看護）は難しいと感じる人も多いのだと思います。今回の座談会では法人を同じくするあさひの丘病院・神奈川病院の院長お2人と精神科認定看護師，救急病棟師長にご参加いただいているので，幅広い観点から薬物療法（特に副作用の観察の方法）での看護師の役割について検討できればと思います。

深田 看護師は臨床で日常的に患者さんに発現する副作用を目にしています。それが，たとえば「錐体外路症状である」ということは当然理解できるわけですが，その副作用に対して何が効果的な薬なのか——タスモリンなのか，リボトリールなのか（当院院長の福島であればロ

ラゼパムが使用されます）——まで踏み込んで考えられるかといえば，そこには若干のハードルがあるようには思います。あるいは副作用の出方にしても，公表されているインタビューフォームで書かれた言葉としての副作用と臨床で出会う副作用のあり方には若干の差があるのではないかと思います。このあたりが看護師の感じる薬物療法や副作用に対する難しさではないでしょうか。

いまのところ，当院でも個々の看護師の能力に依存している部分はありますが，薬そのものや副作用に関する看護師間のコミュニケーションは活発になっていると感じています。特に新しい薬が導入された際には話し合います。最近ではロナセンテープ（大日本住友製薬）ですね。あくまで臨床的な実感としては，経口のブロナンセリン（ロナセン）はそれほど有効であるというイメージはなかったのです。ブロナンセリンはドパミンD_2受容体，セロトニン$5-HT_{2A}$受容体に対して強い遮断作用があるので，振戦や高プロラクチン血症に気をつける必要があり

参 加 者

医療法人誠心会神奈川病院
（神奈川県横浜市）院長
佐伯隆史 さえき たかし

医療法人誠心会あさひの丘病院・神奈川病院
（神奈川県横浜市）主任／精神科認定看護師
深田徳之 ふかだ のりゆき

医療法人誠心会あさひの丘病院
（神奈川県横浜市）院長
福島 端 ふくしま ただし

医療法人誠心会あさひの丘病院
（神奈川県横浜市）精神科救急病棟師長
橋元順一 はしもと じゅんいち

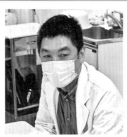
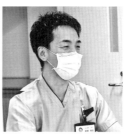
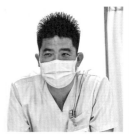

佐伯院長　　福島院長　　深田主任　　橋元師長

ます。新しく導入されたロナセンテープはテープということで皮膚への観察は当然欠かせません。それ以外でどこに観察の力点をおくべきかを話し合いました。実際には高プロラクチン血症を起こす人は少なく，むしろ，経口に比べて効きがよいためか，そのぶん，振戦が目立つようになりました。経口と経皮吸収とで副作用の出方は異なるというのが実感です。

　あとはレンボレキサント（デエビゴ）にしても，製薬会社の新薬説明会で「砕いて使ってもいいのか」と確認をしたりしていました。これは，実際に服用する患者さんのことを考えていないと出ない疑問ですよね。こうした疑問が出てくるのはいい傾向だと思っています。

　佐伯　副作用に関していえば，いま話してくれたような看護師間のコミュニケーションを通じたアセスメントに加えて，食事の量や便の回数などの，患者さんの生活上の変化を記録として残してくれると医師側としても治療的な判断をしやすくなります。ただ，薬物療法に関する個々の力量をあげるというのはもちろんですが，看護はチームで行うわけですから，多くの目で見た患者さんの状態をきちんと報告としてあげられるようなシステムが必要だと思います。

　福島　そうですね。たとえば，皮膚の状態などは診察時には把握することは難しいので，療養生活上で看護師が把握した状態は非常に有益な情報です。また，性機能障害など特に女性の患者さんの場合，なかなか医師が普段の診察で常に聞けるものではなく，その点はぜひ看護師から聞いていただき，情報を伝えてくれるとありがたいですね。

　佐伯　たしかに患者さんの全部を診察時にくまなくチェックするというのは難しい。それに，長い間変化が見られない場合は，それほど意識して観察しないと変化があったとき気づかない場合もあるので，看護師が変化を報告してくれるとありがたいです。

　編集部　医師という立場から，こういうふうに記録を残してもらえると副作用や広く回復の具合を判断しやすいという書き方はありますか。

　福島　患者さんの声などを具体的に書いておいてくれるとイメージしやすいですね。

　編集部　反対に看護の立場として，たとえば深田さんの場合，どのような点を重視して記録を残していますか。

　深田　S情報の充実ですね。私は，S情報をけっこう長く書くのです。やはり患者さんが言っ

たそのままの言葉は医師が治療的な判断をする際の助けになると思うからです。書く記録の構造としては，セルフケア理論にそって，食事のこと，空気，水，食物，プラス薬くらいの観点で見ていきます。2つ目に排泄，3つ目が個人衛生，清潔面を見て，4つ目に活動と休息。5つ目にコミュニケーション。6つ目に安全という順番で1個ずつ頭のなかで確認はしていきます。

橋元 私の場合も，「患者さんが言ったこと」をそのままダイレクトに伝えるような記録の残し方をしています。そこから医師たちが必要な情報を拾ってくれればいいかなという感じですね。

佐伯 「患者さんが言ったこと」というのは臨床的な判断をするうえで，とても重要なのです。細かいところでも，残された記録を見て「敬語が使えるようになった」ということが見てとれれば，コミュニケーションがきちんととれるようになってきてるということで，回復の度合いがはかれますからね。

深田 そう言ってもらえるとありがたいですね。ただ，どうしても薬物療法に長けた一部の看護師の記録に対して，みんなそれに倣って「Do」としがちなところがあります。特に電子カルテになるとその傾向が出てくるのかもしれません。

佐伯 ずっと呼吸，心拍，異常なしの「Do」では，看護師の記録からは「……生きてはいるんだろうな……」という判断はできるけれど，それ以外のことはわかりません。

深田 ですから，本来であれば薬物療法の知識のある看護師がその知識をほかの看護師と共有していければいいですね。

副作用，どこをどう見る？

佐伯 今回は主に統合失調症を想定して話したいと思います。そのうえで，副作用をとらえる際のポイントとしては，まずは出されている診断名（統合失調症なら統合失調症）を頭のなかに入れ，どのような種類の抗精神病薬がどのくらいの量で処方されているのかをしっかりと把握することですね。それがすべての前提です。わかりやすいところではアカシジア・振戦（手の震えなど）と流涎（よだれ）などがないかを観察します。できればパーキンソニズム，筋固縮も観察できればと思います。あとは薬剤によって細かい種類の副作用があります。あるいは，非常に細かい点，たとえば目のかすみなども報告をあげていただけると医師としては助かります。

編集部 深田さんは薬物療法に関する知識が豊富でいらっしゃって，本誌のMSEの連載でも向精神薬に関するトピックを担当していただいていますが，副作用を見る視点としてはどのようなことに気をつけていますか。

深田 先ほど，「インタビューフォームで書かれた言葉としての副作用と臨床で出会う副作用のあり方には若干の差がある」と言いましたが，それでも基本はインタビューフォームに書かれた情報に準拠して副作用をみています。ある薬に関して，それがなんの受容体（ドパミンD_2受容体，H_1受容体，$5-HT_{2A}$受容体，$5-HT_{1A}$受容体あるいはH_1受容体などなど）を抑えているかを知って，そこから導かれるメジャーな副作用を想定して，観察を進めます。

あとは（これは私の経験則なので全面的には

推奨はできないのですが）製薬会社ごとの特徴を踏まえて副作用を考える場合もあります。ある製薬会社の抗精神病薬は比較的，錐体外路症状が口に出やすい。他方で別の製薬会社の抗精神病薬は比較的，脚に出やすい。これはあくまで臨床上の観察ですが，そのように副作用をみています。

佐伯 ただ，そこまで勉強してる看護師っていうのはなかなかいないと思うので，メジャーな α_1 遮断作用や抗コリン作用など，おおまかな副作用がわかって，それにもとづいて観察できれば，まずはいいとは思います。

深田 そうですね，まずは（笑）。

編集部 よだれが出てしまうとか，震えてしまうとかは外見から観察可能だと思うんですけど，なかなか外見からみてわからない服薬への反応をとらえるコツみたいなものはあるんですか？

佐伯 患者さん自体が自覚している症状が副作用なのかどうかわからないことも多いと思います。なので，看護師のほうから積極的に「お通じは出てますか？」「尿は出にくくないですか？」「眠気はありますか？」「ふらつきありますか？」と系統的に聞いていく必要はありますね。ほかには薬を変えた前後で何か変化がないかなど，患者さん自身に聞いていくといいと思います。

橋元 私がいるのは救急病棟であり，そこではプライマリー制をとっています。患者さんと話していくなかで，副作用が出てないかチェックさせてもらったりとか，話しづらさや姿勢などをかかわりのなかで観察しています。たとえば検温のときであれば，ただバイタルサインをはかるのではなく，会話をしながられつや流涎をみたり（錐体外路症状），反応の速さ・遅さ（鎮静）をみたり，体温計を渡すときに手の震え（振戦）をみたりすることができます。最近は電子血圧計が多いので同時に脈拍も測定してくれますが，そこはあえて直接触れて脈拍をはかって，「QT延長はないかな？」と抗精神病薬の副作用を予測しながら検温することが大事だと思います。

編集部 福島先生からはいかがでしょうか。

福島 医師はやっぱり細かくKi値のことを専門的に細かく見ていますが，看護師さんはそこまで時間をかけて勉強するチャンスがなかなかないと思います。そのなかでも，医師としての希望は一般的にカテゴリ分けされている抗精神病薬の特徴は把握してほしいなとは思っています。

たとえば，ご存知のとおり，第一世代と第二世代では抗精神病薬の副作用の出方が違います。また第二世代であってもセロトニン・ドパミン拮抗薬（SDA）と多元受容体作用抗精神病薬（MARTA）とドパミン部分作動薬（DPA）だとそれぞれ特徴があるので，その範囲はおさえてもらって観察してもらえるといいかなと思います。細かくいえば，MARTAだと体重増加とか高血糖とか起こしやすいですし，SDAだと高プロラクチン血症とパーキンソニズムとかアカシジアとか起こしやすいので，そのあたりを頭に入れて観察してほしいと思っています。

仮説を立てるということ

編集部 なんらかの薬を飲んでいる患者さんに症状が出たとして，それが本当にその薬の

副作用なのか，あるいは別の症状なのか。このあたりの判断はどのようにすればいいのでしょうか。ある程度の知識があったうえで，観察から仮説を立てるということになろうと思いますが。

深田　それはただ知識があるだけでは難しいところですね。

福島　たとえばアリピプラゾール（エビリファイ）を飲んでいる人に強い食欲が出た場合，知識があれば副作用だとは考えにくいです（もちろん，まれにはあります）。だから少し様子をみて薬を続けてみようという判断にはなります。

編集部　それがなんらかの理由によって発現した症状なのか，あるいは副作用なのか，その峻別・判断はどのようにしているのでしょうか。

福島　たとえば焦燥感とアカシジアの違いなどになると思いますが，たしかに難しい。特に入院初期での判断は難しい。

深田　気になるところですね。先生方はどうやって判断しているんですか？　私も時々疑問に思います。激烈な焦燥感とアカシジアの激しいもの――特にアリピプラゾール24mgが処方されていたりすると，「あれ？　どちらだろう？」となります。

福島　教科書的には不安などが背景にあれば焦燥感。ただ，臨床ではほとんど混然としてしまってるので，場合によってアキネトンを注射してみて判断することもあります。

深田　私はどちらかといえば，ベンゾジアゼピン系の薬剤を使えば両方に効果はあるかなと思ってしまうのですが。

佐伯　そうすると，どちらかを判断ができないので，あえてベンゾ系を避けてアキネトンを筋注します。

深田　ああ，なるほど。確定するためにアキネトンにするということか。副作用であれば効くけど，不安・焦燥であれば治まらないという判断になるわけですね。

福島　あとは経験になりますね。少量のアリピプラゾールやオランザピンでアカシジアが出ることは少ない（もちろん，ゼロではありません）。ただ，リスペリドンとかロナセンでは時々症状が出ることはある，という臨床感覚で判断していっていますね。

橋元　看護師もやはり経験を積んで何回か同じことが起こったら，判断がしやすいと思います。ただ勉強や知識がなければ，状態像の観察は可能であっても，その要因までは考えが向きませんね。特に救急病棟では，精神運動興奮への対応に力点をおきがちで，副作用までみるということはカバーしきれていないかもしれません。

深田　自分のところの病棟はほめづらいと思いますから私が言わせていただきますと，橋元さんが師長をしている救急病棟の看護師たちは，生活行動を通じて副作用ときちんと見ていると思います。たとえば，薬を開けるときの手元や食器をもつ手に震えがないかなどですよね。昨日よりも震えてる様子が強いというのを見てとれば，薬に関する申し送りに漏れがなかったか，処方に変更がなかったかをカルテにあたるというのは通常のこととしてやれていると思います。

橋元　そういった意味では，私たち看護師は生活行動を通じて薬の副作用を観察するというのはできているだろうと思います。

深田　たとえばお風呂もそうですよね。オラ

ンザピン（ジプレキサ）を飲んでいる人は入浴時の1つ1つの手順が，ちょっと鎮静気味になるというか，そのために行動がスローになったりします。体を拭くのもうまくいかず，びちゃびちゃに濡れたまま下着をつけようとしたりします。鎮静作用で生活行動の細かい調節ができなくてなっているわけですね。だから「浴室に入ったからよし」ではなくて，浴室のなかでの様子や1つ1つの行動（それこそ蛇口をひねる様子など）に看護は注目しています。そこからわかる情報はとても多いのです。

佐伯 そういうところまでは医師は見られませんから，あがってくる情報としては重要です。

知ることで見えてくる意図

編集部 看護師のほうから医師に対して薬の増量を求めるなんてことも聞きます。いまの状況じゃみきれないので，「鎮静をかけてください」と。臨床における現実といえばそれまでなのかもしれませんが……。

深田 それはありましたね。ただそこで薬物療法に関する知識のある看護師が，「いまは暴れているけれど，これこれの薬が入っているので，もう1〜2日は我慢しようよ」と懇切ていねいに説明することが大事だと思います。この点でも，

---

*1 ドパミン過感受性精神病（DSP：Dopamine Supersensitivity Psychosis）
　長期間の抗精神病薬の投与により生じるとされ，臨床的な特徴として，減薬・断薬時にすみやかな症状の再燃や抗精神病薬への耐性，遅発性ジスキネジア，些細なストレスへの脆弱性などがみられる。統合失調症患者の22〜43%，治療抵抗性統合失調症患者の約半数を占めるとされる[1]。

1つ1つの薬剤で定常状態にいたる期間が異なるので，その点をきちんと踏まえていれば，相手にとって納得できる説明ができるのだろうと思います。もちろん，「どうにもこれはあかん！」ということはありますので，その際には主治医に相談をして，鎮静を検討してもらうことはあります。

橋元 以前は「どうして鎮静をかけてくれないのか！」という意見もありました。ただ，心理社会的アプローチを駆使しながら，なんとか看護の力で行動制限を最小限にしたかかわりをしてきたなかで，「困った」から「鎮静（もしくは隔離・身体的拘束）」ということではなくなりましたね。

深田 鎮静をかけないで看護の力だけで対応しようとすると，それだけ濃厚なケアを提供しなければならないので，みんなぐったり疲れますけどね（笑）。

編集部 この話を別の観点から言えば，医師の処方の"意図"をしっかり理解していなければ，患者さんのそのときの状態にだけ一喜一憂して「先生，いまの状況はいったいどうなっているんですか！」と混乱してしまうこともありそうです。

深田 そうですね。福島先生や佐伯先生はドパミン過感受性精神病（DSP：Dopamine Supersensitivity Psychosis）*1という観点を重視した治療を実践されています。

DSPは減薬・断薬時，すぐに症状の再燃が起こるとされています。DSPの概念を把握していなければ，「この患者さん，症状が悪くなっているのに，どうして先生は薬を減らしているんだ？」と混乱してしまいます。

佐伯 あるいは，「どうして薬を替えたんだ

ろう」という疑問も生まれるでしょうね。なので，できるだけていねいにDSPの概念にもとづいた処方をしているということを看護師に説明しています。あわせて，それにもとづいた適切な看護の方法――いわば「ドパミンを安定させる看護」の方法を伝えています。

編集部 とても興味深い観点だと思います。「ドパミンを安定させる看護」というのは具体的には。

佐伯 DSPの臨床的な特徴としては，遅発性ジスキネジアのほか，受容体が増えている（up-regulation）ために，わずかなストレスへの脆弱性がみられます。ちょっとしたストレスで幻覚妄想が強くなってしまうわけです。そのため，適切な刺激遮断や不安の軽減という観点が重要となります。具体的には，ささいな言葉尻をつかまえられて反応されることもあるので，表現に気を遣ったり，声量，声をかけるスピードにも配慮できるといいでしょうね。

福島 DSPという概念が頭に入っているか否かで，看護師によるアセスメントがだいぶ違ってくると思います。きちんと理解することで，「この患者さんが治療にのらないのは性格的なものだ」「知的に低いからだ」「そもそも治療して意味があるのか」というあえていえば"誤解"が払拭できるはずです。

深田 患者さんの見方が根本的に変わりますよね。

編集部 「ドパミンを意識した看護」という観点はこれまで語られてこなかったように思います。あるいは漫然と行っていたかもしれないさまざまな業務を見直すきっかけにもなるのではないでしょうか。DSPについては，今後詳しく本誌でも取りあげていく予定です。

薬をめぐるコミュニケーション

編集部 そもそも薬に関して医師に何か主張することは看護師にとって心理的なプレッシャーがあるというのはよく言われます。「こんなこと，言っていいのだろうか」などですね。

橋元 プレッシャーとまではいかないですが，「今日は機嫌が悪そうだから遠回しに言おうか……」とかはあるかもしれない。

深田 自分の場合はそのあたりは考えずにどんどん言っていますが，実は福島先生も佐伯先生も「深田，うるさいな……」とか思っていたらどうしようかと心配になりました。

福島 いやいや（笑）。すごい勉強しているので，こちらも勉強になっていますよ。

佐伯 本当そうですよね。個人的には看護師がどれだけ薬に関して考えているのか，知識があるのか，興味があるのかを知りたいと思っています。どうしても医師に気を遣ってか，そうしたことを言ってくれる看護師は少ないですね。「もっとカンファレンスで発言してほしいな」とは思ったりします。

深田 知識量の問題もあるとは思いますが，自由に発言できる環境づくりもカンファレンスでは大事だと思うんですよね。「それは違う。勉強不足だ」なんて否定されてしまうと，「何も言わないでおこう」となってしまいますからね。その点，福島院長も佐伯院長もどちらもトップダウン型の先生ではないので，「言える雰囲気」はあると思います。スタッフの成長を待ってくれる。ということは，あとは看護師の薬物療法の知識量を底上げしていくことが必要になってくるのでしょうね。

福島 キャリアによって薬への興味とか関心とか違うということはあるんですかね。

橋元 やはり興味・関心は新人のほうがあるんじゃないかと思います。

深田 精神科は勉強の切り口がわかりづらいぶん，新しい人のほうが「まずは薬の知識から入ってみよう」と思うのかもしれません。私自身がそうでした。今回テーマとして話したように，向精神薬には副作用があります。場合によっては重篤な副作用も起こり得ます。診断・処方するのはあくまで医師の役割ですが，薬物療法においては看護も重要な役割を果たすのはいうまでもありません。先生方が話されていたように，まずはかかわりをとおして日常生活の様子をよくみること，それを判断するための基本的な知識を前提としてもっていることが必要です。

(終)

〈引用・参考文献〉

1) Hiroshi Kimura, et al.：A prospective comparative study of risperidone long-acting injectable for treatment-resistant schizophrenia with dopamine supersensitivity psychosis. Schizophrenia Research, 155, p.52-58, 2014.

みなさんからの研究論文や実践レポートを募集しています

●精神科看護に関する研究, 報告, 資料, 総説などを募集します!

＊原稿の採否

(1) 投稿原稿の採否および種類は査読を経て査読委員会が決定する。

(2) 投稿原稿は原則として返却しない。

＊原稿執筆の要領

(1) 投稿原稿に表紙をつけ, 題名, 執筆者, 所属機関, 住所, 電話等を明記すること。

(2) 原稿はA4判の用紙に, 横書きで執筆する。字数は図表を含み8000字以内とする。

(3) 原稿は新かな, 算用数字を用いる。

(4) 図, 表, および写真は図1, 表1などの番号とタイトルをつけ, できる限り簡略化する。

(5) 文献掲載の様式。

① 文献のうち引用文献は本文の引用箇所の肩に, 1), 2), 3)などと番号で示し, 本文原稿の最後に一括して引用番号順に掲載する。

② 記載方法は下記の例示のごとくとする。

ⅰ) 雑誌の場合　著者名：表題名, 雑誌名, 巻(号), ページ, 西暦年次.

ⅱ) 単行本の場合　編著者名：書名(版), ページ, 発行所, 西暦年次.

ⅲ) 翻訳本の場合　原著者名(訳者名)：書名, ページ, 発行所, 西暦年次.

(6) 引用転載について。

他の文献より図表を引用される場合は, あらかじめ著作者の了解を得てください。

またその際, 出典を図表に明記してください。

●実践レポートや報告もどんどんお寄せください!

職場での実践報告や看護の工夫などをお寄せください。テーマは問いません。研究目的, 方法, 結果, 考察など研究論文の書式にとらわれなくても結構です。ただし, 実践の看護のなかでの報告・工夫に限ります。8000字以内でまとめてください(図表・写真含む)。原稿の採否については編集委員会で検討します。

●読者のみなさんとともにつくる雑誌をめざしています。

「クローズアップの取材に来てほしい!」「こんな特集をしてほしい」「この記事は面白かった, 役に立った」など, 思い立ったことやご意見などもお気軽にお寄せください。お待ちしております。採用の際は原稿のデータをフロッピーなどの媒体で送っていただきます。

送付先　㈱精神看護出版

●TEL.03-5715-3545　●FAX.03-5715-3546

●〒140-0001 東京都品川区北品川1-13-10ストークビル北品川5F

●U R L www.seishinkango.co.jp/

●E-mail info@seishinkango.co.jp

特別記事

オンライン勉強会の体験から①

本特別記事は時勢を鑑みたうえ，オンラインでの勉強会，事例検討会を行うにいたった経緯，そして事前準備での整理，その際の注意点を述べていただきました。次号では実際にオンライン勉強会，事例検討会を行った振り返りと感想の紹介と，最後に宮本眞巳先生から解説をしていただきます（編集部）。

はじめに（宮本）

新型コロナウイルスによる緊急事態宣言前後から，外で人に会うことがためらわれるようになってきた。そのようななかでのコミュニケーション・ツールとして一躍脚光を浴びたのが，Zoomをはじめとした遠隔通信のためのWebツールであった。仕事の会議から飲み会，オンライン帰省まで，さまざまな用途で急速に普及している。私はもともと友人たちと不定期で読書や勉強会を行っていたが，思うように会えなくなった4月半ばから，Zoomを活用した

●〈執筆者〉

宮本 晶　　みやもと あき[1]
高橋美穂子　たかはし みほこ[2]

1) 公益財団法人日本訪問看護財団立あすか山訪問看護ステーション（東京都北区）精神看護専門看護師
2) 亀田医療大学看護学研究科大学院生（千葉県鴨川市）

勉強会や事例検討会などオンラインでの話し合いを行ってきている。対面に比べるとオンラインでの話し合いにデメリットがあるのは事実だが，その有用性も実感している。

すでにZoomによる対話やミーティングを体験している方も多いと思うが，「これからやってみたい」，または，「興味があるけどやったことがないからよくわからない」「情報が漏れないかと少し怖い」という人も多いのではないだろうか。そんな方たちに私たちが行っている勉強会を参考に対話の輪を広げていただければと思い，本稿を執筆することになった。その前に，なぜ私たちが自主的に集まっているのかを説明していきたい。

読書会を始めたきっかけ

2018（平成30）年の春から精神科看護師の友人たちと読書会を始めたが，私には数年前から医療関係者以外の人たちの集まる読書会への参加経験があった。私はもともと本が好きだが読書傾向が偏っていたため，視野を広げたいと考えていたときに「読書会」に出会ったのである。読書会は昔からいろいろな形で行われてきているが，インターネットが普及して以来，数ある告知のなかから興味のある集まりに気軽に参加することが可能になった。

　私にとって，仕事や年齢がバラバラの人のなかで好きな本の話ができる読書会は，未知の領域へと視野を広げてくれる大切な場となった。さらに，読書会への参加を続けているとプレゼンテーション能力も上がるし，学びにはとても有効であることが実感できた。

　読書会には，課題本を決めて集まったり，ビブリオバトル形式でいちばん面白い本を決めたり，好きな本を持ち寄ったりなど，多様なスタイルがある。好きな本をそれぞれに持ち寄るほうが気楽なのだが，本のセレクトが難しい。ミステリーやエッセイも好きだが，自分の専門に関連が深くて，なおかつ専門職でなくても楽しめる本をと考え，ハウス加賀谷，松本キック著「統合失調症がやってきた」（2013，イーストプレス），帚木蓬生著「閉鎖病棟」（1997，新潮社）などを取り上げさせてもらったこともある。たまには，もっと専門性の高い本について語り合いたいと思ったが，医療従事者でなければ親しみにくい本もあるため，普通の読書会には持って行きづらかった。

　専門書を1人で読むのは大変だが，課題本形式の読書会だと，その日に合わせて読んだうえで自分の感想や意見を参加者に話さないといけないという状況が背中を押してくれる。私の場合，実習インストラクターとして複数の大学や病院に入るという不確かな立場におかれていた時期に，「人とつながりたい」という欲求に駆られたことが，専門書を一緒に読んで語り合える仲間づくりへと動き出すきっかけになった。

　いま振り返ると，立場が不確かだったからこそ何にも縛られず，さまざまな場所で出会った人と友人になれたのだと思う。大人になってから友人をつくるのは難しいと言われるが，私

は幸いこの時期に出会えた友人たちと読書会を始め交流を深めることができた。最初に読んだ本は野口裕二著「物語としてのケア―ナラティヴ・アプローチの世界へ」（2002，医学書院）だった。「ナラティヴ・アプローチを学びたいが，どうも1人で読んでいると難しい」と思い，そのことを何人かに話してみたらつきあってくれる人が数人現れたのである。はじめて開催した日は，緊張感とともに充実感，満足感を味わいながら，あまりに多くのことを得た。人と語り合うことによって，1人で読むより新しい視点に気づくことができ，ケアのために学ぶことの楽しさを実感できた日だった。

　読書会でいままで読んだ本は，伊藤順一郎著「精神科病院を出て，町へ」（2012，岩波書店），帚木蓬生著「ネガティブ・ケイパビリティ―答えの出ない事態に耐える力」（2017，朝日新聞出版），宮本眞巳著「改訂版　看護場面の再構成」（2019，日本看護協会出版会），オトゥール，ウェルト編「ペプロウ看護論―看護実践における対人関係理論」（1996，医学書院），岸見一郎，古賀史健著「嫌われる勇気―自己啓発の源流『アドラー』の教え」（2013，ダイヤモンド社），滝川一廣著「子どものための精神医学」（2017，医学書院）などで，いまはカミュの「ペスト」（1969，新潮社）を読んでみたいという意見が出ている。どれを読むかはその時々にみなで意見を出し合って決めているが，難しい本もあれば短い本もあり，なんでも自由にしている。

🖋 読書会から勉強会へ

　はじめは読書会だけだったが，そのうち，職

場の愚痴から精神科看護の課題や，取り組みたい研究のテーマや調査方法の話にまで広がり，メンバーの関心にそって自由な話し合いのできる勉強会へと発展していった。看護師のなかには1人でコツコツ学ぶことが得意な人もいるが，私は元来，仲間と共通の目標や目的に取り組むという環境におかれないと学習意欲が継続しない。それでも，日々変化していく社会状況のなかでよりよいケアを提供するためには広い視野が必要だし，そのためには学ぶことは必須だと思っている。私と同じような問題意識をもった人たちが，自然に集まることができたようである。

近年，看護師の高学歴化は進んでいるが，それは別に給料を上げたいとか出世したいといった欲求からではなくて，臨床のなかで行き詰まり，質の高いケアを提供するためにはどうしたらいいか考えた結果，もっと学びたいと考える人が増えたからではないだろうか。勉強会や学会に参加してさまざまな人の意見を聞き，自分の意見も伝えることはとても大切だし，その積み重ねが仕事にも活かされる。看護師の場合，学生時代は勉強熱心でなかった人が，臨床に出てから勉強することの重要性をあらためて感じ，学び直すケースが多いようだ。ほかの学問領域では卒後すぐ大学院に進学するが，看護系の大学院に臨床経験なしに進学する人は少ない。

私は30代前半で大学院のCNSコースに進学したが，それでも同期のなかでは比較的若いほうだった。同期には総合病院や大学病院の管理職や幹部もいて，年齢や経験を問わず一緒に仲間として過ごした日々はとても学びが多く，充実していて楽しかった。研究はつらかったけれども，お世話になった恩師や，困ったとき相談に乗ってくれて助けてくれた先輩，そしてなんでも話せる同期の仲間がいたからがんばれた。この時期にゼミなどで抄読会を行っていた経験が，いまの読書会や勉強会にも活かされている。

最近はよくケースをもち寄ってカンファレンスを行っているが，このメンバーだと気楽に言いたいことを言えるので，みんなが気に入っている。一般に医療現場ではカンファレンスが日常的に行われているが，大勢の人がいる場で自分の意見を伝えることが苦手な人は多く，それには学生時代の体験が尾を引いているような気がする。実習指導で学生カンファレンスに加わり，看護計画の発表や経過の報告を聞いていると，学生たちがガチガチに緊張していることがよくある。そんなときに「質問でも意見でも，何を言っていいんだよ」「就職したらこういうカンファレンスで意見を言うことも仕事だから，いまのうちに練習しておこうね」と伝えると，堰を切ったように話し出す学生がよくいる。

看護師になってからも同様に，意見を求められると「うまいことを言わなければならない」「間違ったことを言ったら批判される」とプレッシャーを感じてしまう人も少なくない。それだけに，何を話しても大丈夫という安心が担保される場をつくることはどのようなグループ場面でもとても重要だと思う。経験上，安心して話せる場で自分の意見を言えると気持ちがいいし，参加しているという充実感を得られるので，読書会でも勉強会でもそんな場づくりを心がけている。

Zoomによる勉強会のすすめ

　勉強会の参加者の立場は，病院看護師，訪問看護師，教員，大学院生などさまざまである。先述したように，この勉強会は読書会を発端としているが，メンバーのなかから研究協力依頼があったり，勉強会をしてみたいという申し出があって，それにみんなが乗ったりという非常に柔軟なスタイルでやってきた。

　Zoomによる話し合いをやってみようと思い立ったのは，「自粛で飲みに行けないからZoom飲みをしよう」という提案がきっかけだった。私はSNSが苦手で，Web上でのやりとりに対する苦手意識や警戒心がいまでもある。しかし，なかなか人に会えない状況で，親しい人と気楽に話せる楽しさは苦手意識を乗り越えさせた。メンバーはみんな真面目なので，飲み会なのに各々の現場での感染状況や対策などを話し合っていて，それが自分の仕事や心の健康の維持にも役立った。

　この集まりへの参加体験を振り返りながら，私が何に興味をもち，何を大切にしてきたかについて考えてみた。「精神科看護に興味があること」「考えたり学んだりが好きなこと」「対話が好きなこと」「誰かがやってみたいことに面白がってつきあえること」「お互いに気が合うこと」などなど。

　勉強嫌いの子どもだった私にとって，大人の勉強は自分でテーマを選べるのがいい。それに自主的なものだから，嫌いなことを学ぶ必要はないし，苦手な人と無理して一緒に学ぶ必要はない。好きなタイミングで好きなことを好きな仲間と集まって話すことが，日々の仕事にも活かされているし，この窮屈な時世を生きていくための息抜きにもなっている。

　もしこれを読んで，「自分も何かやってみたい」と思った人がいたら，Zoomによる話し合いにぜひトライしてみてほしい。はじめは勉強会でなくても，Zoom飲み会でいい。相手が1人いれば対話はできるし，何人かいたらさらに話は広がる。ただ，1つ大切なことは，「一緒にいて疲れない相手」「対話を楽しめる相手」とやること。仕事でもないのに苦手な人と対話するのは疲れてしまう。だから，まずは信頼できるまわりの人との対話から始めてみるのがいいと思う。

　私たちの場合，最近の勉強会ではそれぞれの現場で体験している患者さんとのかかわりをめぐる事例検討を行うことが多い。それがいちばん気軽に取り組めるし，手応えが感じられて，気づきを共有しやすいからのようである。

　以降，勉強会の仲間たちから主にZoomによる事例検討会への参加経験について語ってもらいながら，Zoomで人とつながるという新しいコミュニケーションの体験について考えてみたい。

Zoomの利用について（高橋）

　看護師はリモートワークとあまり縁のない職業だが，世の中ではさまざまなオンラインコミュニケーションのツールが使われている。それぞれの特徴に関してはその道の専門家に譲るとして，ここでは，私たちが数あるツールのなかから選択したZoomについて，素人目線ではあるが簡単にご紹介したい。

1）Zoomの選択理由

Zoomの選択理由は以下に示すとおりである。

〈安全性〉

- v5.0（2020年4月28日リリース）では，v4.0まででは不足していたさまざまな安全性の強化策がとられている。特に，認証つき暗号の「AES 256-bit GCM」モードがサポートされている（5月30日開始）ことが特徴である。
- ホスト側でセキュリティー上の細かい設定が可能であり，ミーティングの特徴に合わせてカスタマイズできる。
- Zoomのセキュリティーを有効的に活用するためには，そのつど，最新バージョンのダウンロードを全員に実施してもらうことを徹底した。また，パーソナルミーティングIDを使わずに毎回URLを変更することとした。

〈操作性〉

- 参加者はホストからメールで送付されたURLをクリックするだけで，アカウントなしでも使用できる。
- データ通信量を抑えながら比較的高品質な通話が可能なので，人数が増えても影響を受けにくい。仮にインターネットの速度が遅い環境であっても会話が成立しやすい。
- 画面がシンプルで操作性がよいため，はじめてでも操作しやすく操作方法の説明もしやすい。
- PC，スマートフォン（iPhone，Android），タブレットなどどんなデバイスでも使用が可能である。

 事例検討会について（高橋）

1）事例検討会開催の経緯

私は修士課程で，感情に焦点をあてた事例検討会について研究をしている。東京都内のとある施設で教育的な介入を数回にわたって行い，その学びについてインタビューをし，得られたデータを質的に分析するという研究計画である。研究倫理審査で承認され，いざ研究協力者を募ろうとした矢先に，新型コロナウイルス感染症の影響によって施設に訪問してのリクルートが保留になってしまった。

当初の計画では，事前インタビュー，集合研修（レクチャー），複数回の事例検討会，事後インタビューと，施設にそのつど訪問して実施するかなり密集度の高い介入で，現在の社会状況での実施は明らかな困難が予測され，もし数か月後に感染が収束したとしても，そこからリクルートを始めて，教育介入，データ収集，分析を経て論文にまとめるには，あまりにも時間が足りないことは容易に予測ができた。

時はすでに3月，この時点で修士論文提出まで残り10か月を切っていた。見とおしのまったく立たない収束を期待してただ待つことはリスクが大きすぎると考え，いったんはこの状況でもデータ収集ができそうなまったく別の研究を一から計画することを決意した。半年かけて書き上げた計画書を葬り去るのは断腸の思いであったが，気持ちを切り替えていまできることを始めないと卒業が危ぶまれると，振り返るとかなり気持ちが先走っていたように思う。指導教員である宮本眞巳先生から「まぁまぁ，焦らないで少し状況を見てみては」とゆったりとした助言を受け，ふとわれに返った。

調査先施設の責任者と再度相談し，とりあえずリモートでも可能なところまで進めてみようと，説明用紙を郵送してリクルートをしてみることにした。このときは，協力者を確保して事前インタビューをオンラインで実施するところまで終わらせておけば，収束後すぐに対面の介入を開始することができるのではないかという思惑があった。しかし，現実はそう甘くはなく，情勢はますます悪化していく一方だった。緊急事態宣言も発動され，都内は緊迫し，「こんなたいへんな最中に協力を申し出てくれる施設スタッフがいるわけはない」と諦めかけたころ，複数のスタッフから協力申し出の回答が送られてきたのだ。本当にありがたく，そして同時に，この厚意を無駄にしてはいけないと気持ちを新たにし，オンラインツールを活用しての研究を進めることを本格的に検討し始めた。

準備にあたり，さまざまなオンラインセミナーを受講するなかで，レクチャーとインタビューはオンラインでも十分可能であろうと判断したが，問題は事例検討会であった。私が企画する事例検討会は，感情に注目し，活用するという特徴があり，それがオンライン上で可能なのかはまったくの未知数だった。研究方法が大幅に変更となるため，再度の研究倫理審査が必要となり，その際「審査にあたって，オンラインでのプレテストの結果を提示してもらえると判断しやすい」という助言を受けた。

その瞬間，わたしの頭に真っ先に浮かんだのがこの読書会の存在だった。あのメンバーにお願いしたら協力してもらえるのではないか，と。そしてこのメンバーで行う事例検討会は，研究を進めるうえでたくさんの気づきを必ずもたらしてくれるはずだという確信があった。快

く受け入れてくれたメンバーには本当に感謝している。

2）オンライン事例検討会の実際

プレテストとして，読書会メンバーとの事例検討会は2回実施した。いちばんの目的は，研究の軸となる事例検討会で自分がファシリテーターを担うにあたり，どのようなことに配慮したらいいのかを明確にすることであった。基本的には対面の場合と方法は変えず，そのうえで，表情，様子を互いに察知し合えるようにギャラリービュー（全員の顔が同じ大きさで画面に映るモード）を推奨し，ビデオ・マイクは全員が常時ONの状態とした。読書会メンバーには指導教員の主催による当該事例検討会を何度も経験しているメンバーが多く，かつ，それぞれが事例検討会における自分の立ち位置や役割を認識しているため，みんなでファシリテーターを分担できるという安心感があった。そのため，私自身は，ファシリテーターの役割意識にとらわれることなく，画面をとおしてどのような感情のやりとりが行われるのかについての観察に集中することができた。

終了後には，その場の空気や感情の交流を大切にするこの事例検討会がオンライン上でどのような展開を見せたのか，事例提供者，参加者は，それぞれ何を感じたのかについて，振り返りを行った。そのなかでオンラインの特徴やそれに伴う難しさに加え，驚くことにメリットもいくつもあがった。オンラインならではのよさや面白さが浮かび上がってきた感動や興奮をみんなで共有できたことも，私にとっては計画書修正をがんばる後押しになった。そして同時に，ここで自分が得られた安心感をいかに実際

の教育的介入でも作り出せるかが，私にとっての課題であるという思いを新たにした。仕方なく切り替えたオンラインのはずであったが，決して妥協ではない，新たな可能性が見えた瞬間だった。この詳細は次号の栗原さんに託したいと思う。

3) 事例提供者からの感想

　当該の事例検討会は事例提供者のエンパワメントが大きな目的の1つである。そのため，事例提供者が画面をとおしてでも果たしてエンパワメントされ得るのか，されるためにはどのような会であるとよいのか，という視点が計画書作成においてもっとも重要視すべき点であった。以下に紹介するのは，事例提供者が検討会後に私に寄せてくれた感想だ。

　「人によって表情を出すのが苦手な人もいると思いますし，自分の顔が大きく写ると恥ずかしいと思う方もいると思います。そこで，『あれ？　私大丈夫かな?』『この人の質問に対して答えは合ってるかな?』とか異和を感じたらそれを言語化していけばいいのだと思います。私がファシリテーターに求めるところは，そういった『不安を口に出しても大丈夫』という雰囲気づくりかと思いました。だから，もしファシリテーターとして検討会の前に言っていただけるのならば，私としては『なんでも疑問は声に出していただいても大丈夫です』ということでしょうか」

　対面との違いが端的に表現されていて，なおかつそれを無理に克服しようとするのではなく，心理的な安全性をファシリテーターが保証することでその難しさは補い得るという期待が込められている。

4) オンライン事例検討会で大事にしたいこと

　事例検討会後にみんなで振り返って得られた気づきをもとに，オンライン事例検討会で大事にしたいことを以下にまとめてみた。これらは事例検討会に限ったことではなく，オンライン研修会でも飲み会でも，ヒントにしていただけるのではないだろうか。次号の栗原さんのお話と合わせて読んでいただけると，よりイメージが湧くのではないかと思う。

(1) ファシリテーターの役割

　事例提供者も参加者も，疑問や不安があればいつでも言葉にしてよいことを事前に伝え，会の途中でも心的安全をはかれるような声かけを積極的に行う。また，リモート参加の場合は，対面に比べて，質問や感想が場全体ではなくダイレクトに事例提供者に向きやすい印象があるため，1対1の対話だけに偏らないように，誰かの重要な発言，気にかかる発言などはファシリテーターが拾い，全体に話題を投げかける。ただし，場をコントロールしすぎないようなバランスどりは必要である。会が始まる前にも，発言は1対1のやりとりに偏らずに参加者全員へのメッセージとなるよう心がけることが望ましい旨を共有しておく。

　一方で，リモート参加では対面に比べて本音が言いやすいという声もあがっており，オンラインツール使用時の独特の距離感をどうとらえるかは，それぞれの性格やツールへの慣れなども因子となり，個人差が大きい印象がある。より活発な場になることが期待されると同時に，事例提供者が責められた気持ちにならないような配慮の必要性について周知する。

(2) 参加者の役割

事例提供者が事例を提供した勇気に敬意を表したうえで，自分が感じたこと，気づいたことを，感情に焦点をあてて率直に語る。オンライン上では対面に比べて互いの感情を肌で感じにくく，それが事例提供者や参加者の不安を引き起こす可能性もあるため，感想や共感の気持ちは，通常よりも意識して言葉で表現する。

(3) 倫理的配慮

閉鎖空間での検討会ではなく，各自が生活の場から参加することになるため，参加者や事例について以下のような情報保護が必要となる。

- 参加場所：職場の一室，自宅，車内など，1人になれる場所を確保し，カフェなどのまわりに不特定の人がいるような場所は避ける。
- 同居している家族への情報漏洩の防止：同居している家族に情報が漏れることを防ぐため，単身者以外は，上記のような場所を確保し，かつ，マイクつきイヤホンを使用する。
- 事例提供用紙の取り扱い：インターネットを介して事例の送受信をする場合は，データが残らないよう確実な消去を参加者全員が徹底する必要がある。画面共有機能を使用することも可能であるが，その場合はギャラリービューの妨げにならないような工夫が必要である（次号に続く）。

精神科看護 THE JAPANESE JOURNAL OF PSYCHIATRIC NURSING
グラビアページの取材協力のお願い

雑誌『精神科看護』では1998年6月号（通巻69号）より，「クローズアップ」と題して全国の精神科病院・施設を取材してきました。「その場所で行われているかかわりは患者・利用者の表情にあらわれる」というコンセプトのもと，患者・利用者さんの豊かな表情を広く読者に伝えるとともに，患者・利用者さんとかかわる医療者の姿，そして病院・施設が果たしてきた役割やその実践に焦点を当てた取材を続けています。みなさまの病院・施設の活気ある姿，また日々奮闘するケアの実践・現場を，この機会にぜひ紹介されてみてはいかがでしょうか？

01 ご応募いただいたら

まず取材日程の調整と並行し，病院・施設のどのような点をクローズアップするかを打ち合わせさせていただきます。そのうえで正式な依頼状（公文書）をお送りいたします。

02 取材当日は

担当編集者と写真家の大西暢夫氏がお伺いします。基本的には事前のスケジュールに沿って取材を進めさせていただきます。取材は概ね2日間となります。事前に許可をいただいている場合でも，患者・利用者さんとお話し・撮影させていただく際には必ずご本人から許可を得て行います。

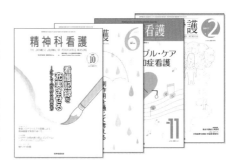

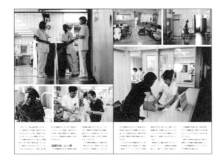

03 写真の確認は

当日撮影した写真のカラーコピーをお送りします。掲載可能なお写真を選択いただき，ご指示ください（一度目の確認）。その後，編集部で使用可能な写真から数点をピックアップし，誌面レイアウトを作成します。このレイアウトの段階でも再度写真掲載が可能か確認させていただきます（二度目の確認）。

04 できあがった雑誌は

5冊謹呈いたします。またグラビアページのみを冊子体としたもの（抜き刷り）も希望部数分が作成可能ですので，ご要望があれば担当編集者にお申し付けください（抜き刷りは有料となります）。

写真家紹介

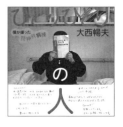

大西暢夫（おおにし のぶお）

1968年，東京生まれ，岐阜で育つ。東京綜合写真専門学校卒業後，写真家本橋誠一氏に師事。2001年より雑誌『精神科看護』のグラビア撮影を始める。2004年，写真絵本として発表された『ひとりひとりの人　僕が撮った精神科病棟：大西暢夫　文・写真』も，各方面から高い評価をいただいています。

2010年に刊行された写真絵本『ぶた にく（幻冬舎）』では第58回産経児童出版文化賞と第59回小学館児童出版文化賞をW受賞。

※データ化された写真は信頼性の高いセキュリティのもとでサーバーに保管されます。また，データの社外への流出を避けるため，データの移動の際にはインターネットを使用せず，必ず保存用デバイスでやりとりを行う社内規定を設けています。こうした高いセキュリティ管理に関しては，社外関係企業にも同様に要請しています。

お申込みおよびお問い合わせ

（株）精神看護出版編集部（担当：霜田）

〒140-0001　東京都品川区北品川1-13-10　ストークビル北品川5階

Tel:03-5715-3545　fax:03-5715-3546　E-mail:shimoda@seishinkango.co.jp

ぬくもりのさと

愛知県半田市

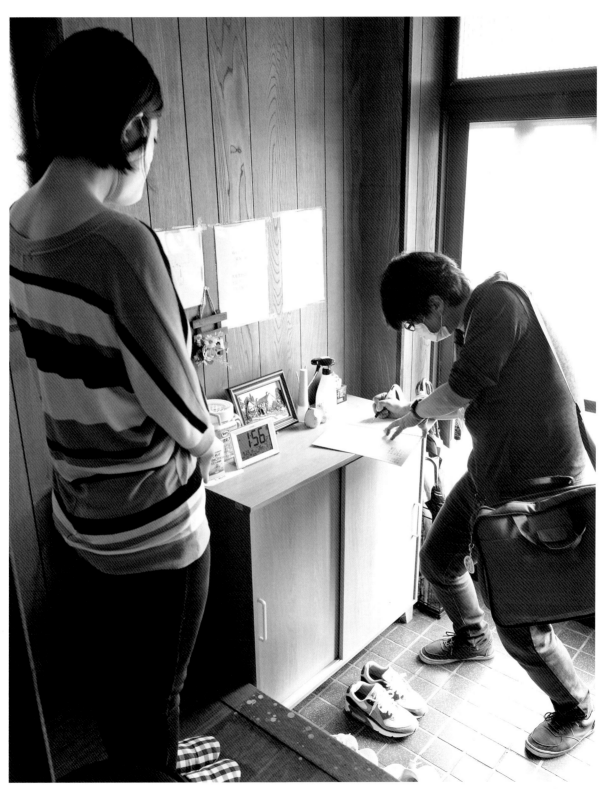

「合同会社やさしい」（愛知県名古屋市）の運営する精神障がい者グループホーム「ぬくもりのさと」は4つのグループホームを有する。長年，不動産業界で活躍されていた代表の野田直裕さんは空き家の割合が年々増えている状況をまのあたりにし，その活用方法を模索していた。他方，精神科入院医療における目下の課題である長期入院患者の社会的入院に目を向ければ，その要因として，「住まい」の確保の困難さがあげられる。「空き家問題」と精神障がい者の「住まい」の問題。この2つをマッチングさせるため，「合同会社やさしい」はスタートした。3〜5名を定員とする4棟の空き家をグループホームとして"ぬくもりのある空間"にリフォームし，障害を抱えている方々が共同生活をしながら自立できるようにサポートしている。棟数を増していき，「職・住一貫」の福祉ヴィレッジの構想も進めている。

グループホームの利用者に対しては，個別支援計画を作成して，その人の「なりたい自分」を応援している。重要なのは，「自分で問題解決ができる」ことをサポートすること。入居者に寄り添いながら，やさしい気持ちをもったスタッフとともに，生きにくい時代で苦しんでる方々とその家族にとって"ぬくもりのさと"のような環境をつくっている。

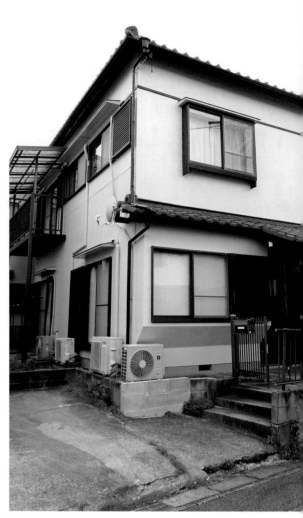

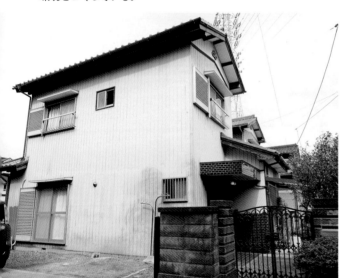

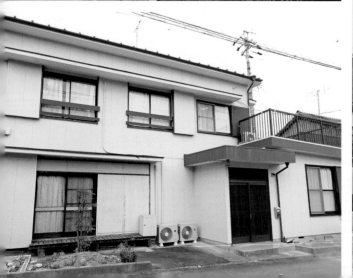

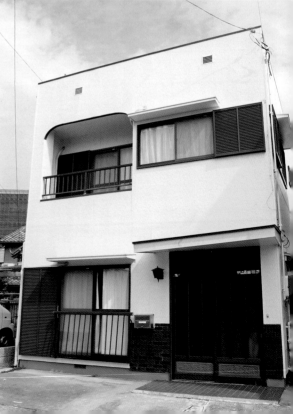

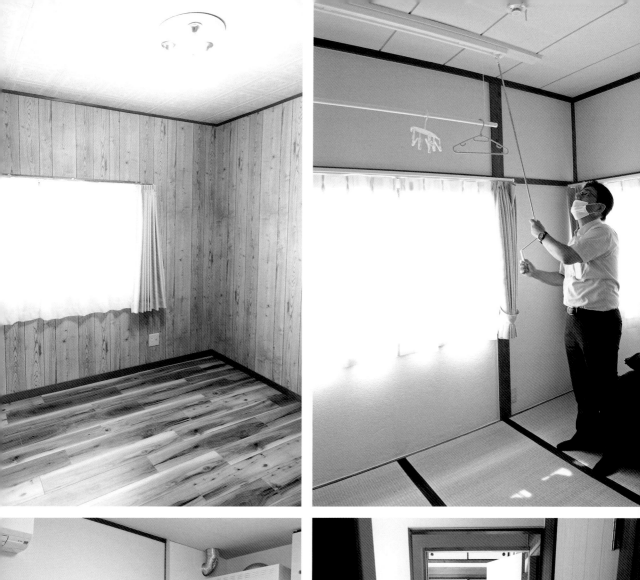

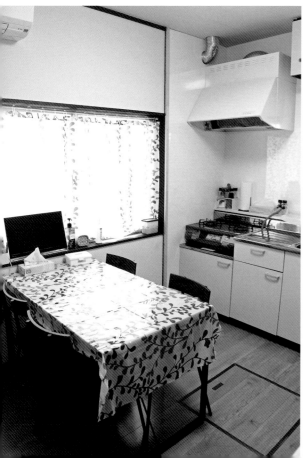

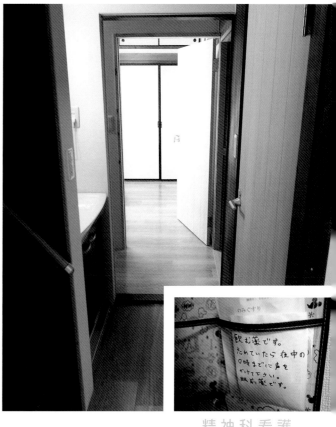

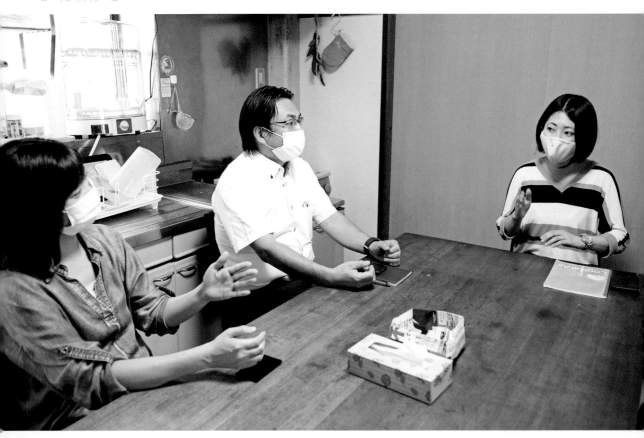

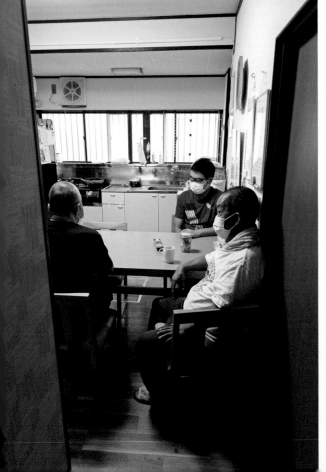

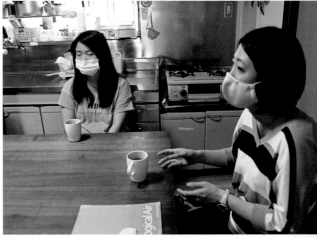

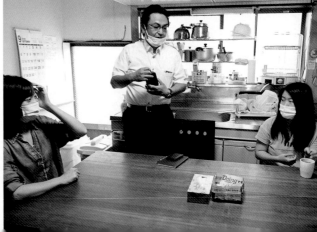

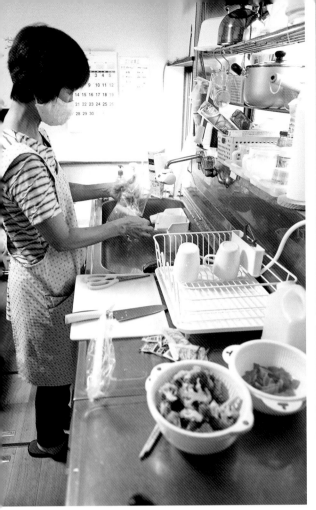

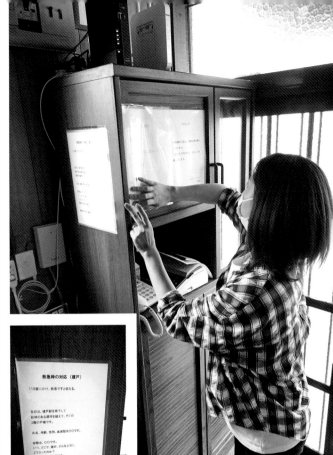

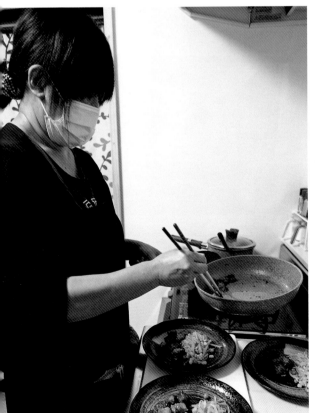

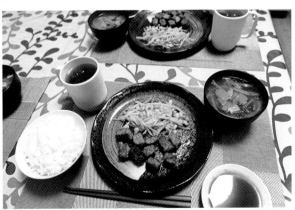

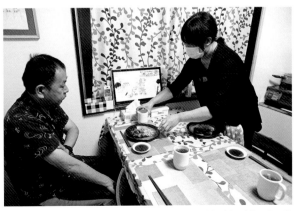

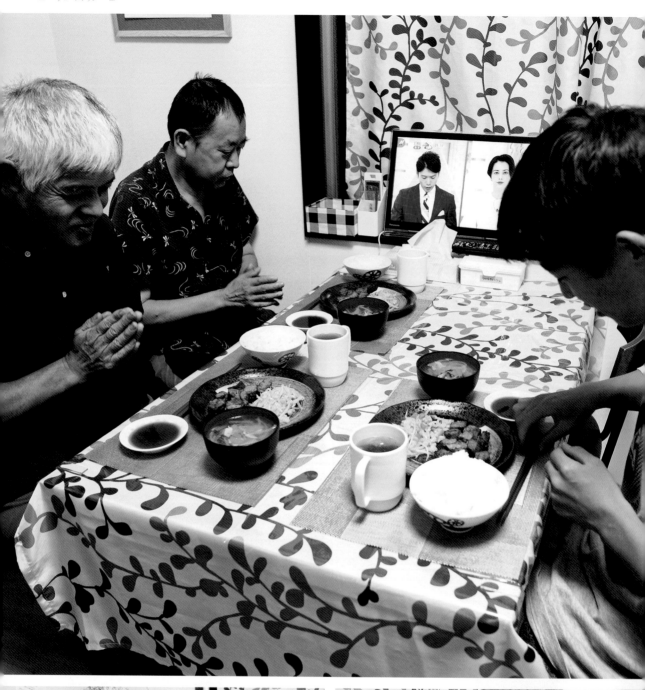

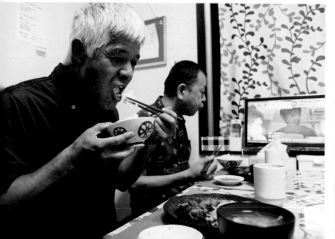

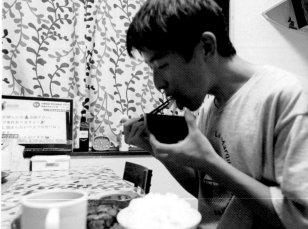

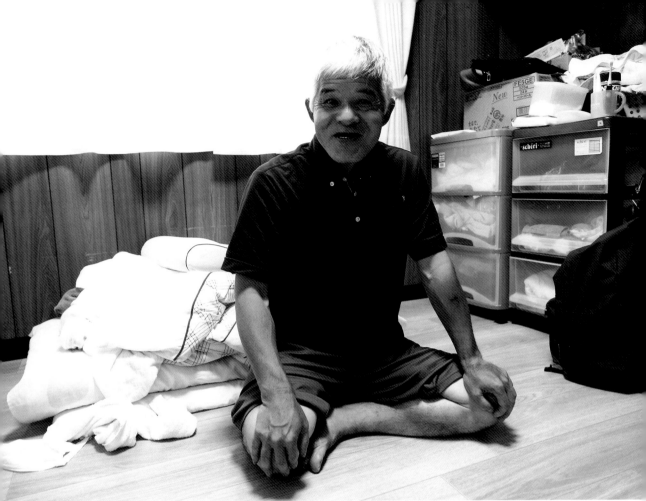

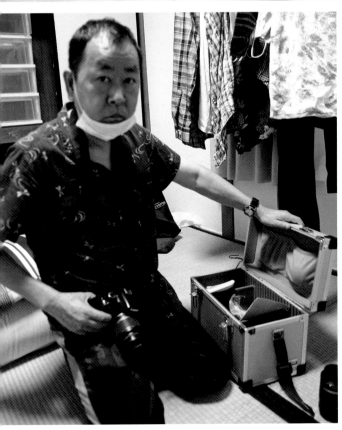

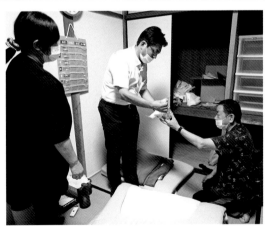

**合同会社やさしい
ぬくもりのさと**

―――――――――――――

〒475-0822 愛知県半田市浜町5
TEL : 0569-26-1255
URL : https://yasashiinukumori.com/
●従業員数：15名（社員2名，パート13名）
　　　　　2020年10月現在
　　　　　＊合同会社やさしい
●事業内容：障害福祉事業

close up
クローズアップ

やさしい"ぬくもりの さと"をつくっていく

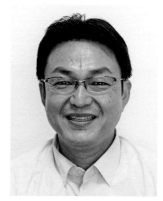

合同会社やさしいグループホームぬくもりのさと 代表

野田直裕 さん

介護サービス包括型グループホームぬくもりのさとは，2019（令和元）年5月に愛知県の障害福祉サービス事業者の指定を受け，7月に最初の入居者が決まりスタートしました。2019年12月に「ぬくもりのさと成岩」と「ぬくもりのさと榎戸」，2020（令和2）年9月に「ぬくもりのさと乙川」を開所し，現在は半田市と常滑市で4施設を運営しています。

知多半島の温暖な気候のもと，築古戸建をリフォームして入居者の心が落ちつく環境を提供しています。築古戸建にこだわり，事業を進めていることが1つの特徴でありますが，ここには日本の社会問題の解決というテーマもあります。以前私は，団地を管理する会社に勤めているなかで，いろいろな地域を見てまわる機会があり，まだ使える家がどんどん壊されていくのを間近に見てきました。家族の想い出がたくさん詰まった家が壊されていくのは，「なんだか悲しいな」「もったいないな」と思い，なんとか再生できないかと考えていました。一方で，私の甥が知的障害と視覚障害をもっていたこともあり，障がい者が地域で安心して過ごすことのできる環境があれば，家族も本人も将来に対する不安が軽減できるとも考えていました。そこで，この「空き家問題」と「福祉」をうまくマッチングさせるための事業を行うことを決意しました。創業当初は実績や地名度もなく，グループホームの見学をされる方はいても，なかなか入居にはいたりませんでしたが，戸建のアットホームな雰囲気はみなさまに高評価をいただけました。そして，地域密着の活動や行政機関との連携事業を進めていくにつれ次第に認知度も高まり，入居者が集まってくる施設になっていきました。

現在，入居者は4施設で13名となり，年齢層も10代から50代と幅広くなりました。現役の高校生や，外国の方も入居されています。また，福祉施設の運営をするうえで，とても大切にしていることがあります。それは，「やさしさ」です。家庭環境や職場環境によって心が傷ついている障がい者の方々をサポートしていくためには，スタッフ自身が人の気持ちに寄り添っていける「やさしさ」が必要になります。そのため，スタッフの採用基準のなかで最優先にしていることは「やさしさ」になります。やさしい気持ちをもった世話人さんがそっと寄り添っていくうちに，だんだんと入居者の表情が明るくなっていくのを感じます。

そういったスタッフを集めていくため，「やさしい福祉の学校」という実践的に福祉の仕事を学べる環境を創設しました。ここでやさしいスタッフを育てていき，将来的には福祉施設の現場で活躍していただきたいと考えています。現在，グループホームは4施設を運営しておりますが，今年度中にもう2施設を開所する予定があり，将来的には，障がい者がグループホームの近くで働くことのできる「職・住一貫」の連携ができればと考えています。今後も入居者に寄り添いながら，やさしい気持ちをもったスタッフとともに，生きにくい時代で苦しんでいる障がい者にとって，ほっとできる"ぬくもりのさと"をつくっていきたいと思っています。

精神科看護
THE JAPANESE JOURNAL OF PSYCHIATRIC NURSING

撮影日：2020年9月23日　2020.11. vol.47 No.12（通巻339号）

月刊『精神科看護』サポートメンバー募集！

平素より月刊『精神科看護』をご愛読いただき誠にありがとうございます。従来より読者の皆さまから多くのご意見をいただいておりましたが，この度，「月刊『精神科看護』サポートメンバー会議」を創設し，企画内容をより臨床のニーズに近づけてまいりたいと考えています。つきましては，月刊『精神科看護』サポートメンバーを下記の要項で募集いたします。ふるってご応募いただければ幸いです。

◉サポートメンバーに行ってほしいこと

　小社で準備するチームコミュニケーションツール「Slack」に精神科医療・看護・福祉に関する複数のチャンネル（ex.「＃発達障害」「＃看護師のメンタルヘルス」「＃新型コロナウイルス感染症対策」etc.）を準備します。該当する「こんなトピックがアツい」などの情報を，ルールにもとづいて書き込んでいただきます。それらの情報は編集部での企画立案に活かさせていただきます。立案した企画（案）はサポートメンバーのみなさまにフィードバックさせていただきます。

対象となる方：看護師（准看護師も含む）。また，「月刊『精神科看護』サポートメンバー会議」への参加に関して所属長・管理者の許可をいただける方。職位・職歴・勤務場所（病院／訪問看護ステーションなど）は不問です。

募集人数：10〜15名程度

任期：6か月（雑誌6号分）

応募方法：本サポートメンバー会議への参加を希望される方は，下記利用規約をご確認のうえ，お名前／ご所属／今回ご応募いただいた理由（200字以内）について，精神看護出版編集部（ed@seishinkango.co.jp）までメールをお送りください。編集部内で検討させていただき，個別に返信をいたします。正式に本サポートメンバー会議にご参加いただくことが決まりましたら，小社から所属長・管理者にご依頼状をお送りいたします。

応募〆切：2020年11月20日（金）23：59まで

★本サポートメンバー会議へのご参加いただいた皆さまのお名前とご所属は，「月刊『精神科看護』サポートメンバー」として毎号の巻末に記載させていただきます。

＊誠に勝手ながら，定員になり次第締め切りとさせていただきます。あらかじめご了承ください。

【利用規約】

Slack内のチャンネルでは有益な意見交換の場とするため，利用規約を設けます。
サポートメンバーのみなさまには利用規約をご一読いただいたうえ，ご協力を賜りますよう何卒お願い申し上げます。

❶Slackへの投稿は実名で参加いただきます。

❷Slack「月刊『精神科看護』サポートメンバー会議」は月刊『精神科看護』編集部に向けて生のご意見をいただく場です。あくまで情報提供の機会とし，議論を行うことはご遠慮ください。

❸多くの方がご覧になるため，ご自身の発言には十分にご注意されたうえ，第三者への誤解を招くような発言はお控えください。

❹いただいたご意見は必ずしも月刊『精神科看護』の誌面に反映されるとは限りません。

❺以下に該当する行為は固く禁じます。
- サポートメンバー以外の方へ「月刊『精神科看護』サポートメンバー会議」のURLを教えること，また閲覧させること。
- 第三者に向けての誹謗・中傷，および公序良俗に反する書き込み
- 個人情報の開示
- そのほか，小社が荒らし行為と認定する行為

なお，利用規約に反すると編集部で判断した場合はワークスペースからアカウントを解除し，サポートメンバーから強制退会という対応をいたします。あらかじめご了承ください。

お問い合わせ

（株）精神看護出版編集部

〒140-0001　東京都品川区北品川1-13-10　ストークビル北品川5F
TEL.03-5715-3545　FAX.03-5715-3546　E-MAIL.ed@seishinkango.co.jp

他科に誇れる
精神科の専門技術

メンタル・ステータス・イグザミネーション
患者の症候をとらえる視点

059 ▶ **心理的反応⑥　行動変容**

武藤教志 むとう たかし
宝塚市立病院（兵庫県宝塚市）精神看護専門看護師

精神科看護目線でみる「マスクをする」こと

　みなさんも外出するときはマスクを着用し，マスクを忘れると不安になる。第1波のころに一度マスクを忘れてそれほど混雑していない電車に乗り込んだことがあったのですが，そのときの周囲の乗客，怪訝な表情の鋭く冷ややかな視線が痛いほどに刺さりました。当時ブログか何かで読んだのですが，「電車で咳の1つでもしようものなら，マジヤバいくらいの殺気を感じた」と書いてあり，まさにそんな感じ。

　さて，マスクをするという行動は，言い換えると「保健行動をとる」ということ，また，マスクをして外出するという行動を習慣化するということは，言い換えると「行動変容をする」ということです。

「新しい生活様式」も「3つの密を避ける」も

　新型コロナウイルスを想定した「新しい生活様式」「3つの密を避ける」なども，すべて「保健行動を習慣化しましょう」という話で，行動変容の問題。でも，お願いや呼びかけ，ポスタ

ー掲示で行動が変わるなんて信じているのは誰？　その発想を変えないといけません。このことは感染だけではなく，喫煙，飲酒，受診中断，服薬中断，食事療法・運動療法の中断などにかかわる職種すべてにいえることです。行動変容に関する学術を知らない人が，行動変容できない人を責め，風紀委員や取締官のようになっています。あなたは，精神疾患をもつ人々の行動変容にかかわる看護師としてあってはならない取り締まり行動をとっていませんか？

行動変容とは何か

　行動変容とは，心身の健康や安寧のために従来の行動パターンからより望ましい保健行動・健康行動へと切り替えて，それを習慣化することです。それがうまくいかないとき，心理社会的な援助が必要になります。MSEにおいては，患者が従来の行動パターンから望ましい保健行動・健康行動への切り替えがうまくいかず，身体症状や精神症状がその患者の暮らしを安定着地させるほどにはコントロールされていない状態を「行動変容のつまずき」といっています。

　私たち医療者にとって関心があるのは，患者が従来の行動パターンから保健行動や健康行

動へと切り替えることです。たとえば，服薬や受診の習慣化です。精神疾患はもちろん，高血圧，糖尿病，高脂血症，慢性心不全といった慢性疾患や，脳血管疾患後遺症，身体的な障害などは治療が長期にわたるだけでなく，毎日の生活のなかで服薬という行動をくり返し行ったり，定期的に受診や通所したり，訪問看護を受けたり，時には禁煙や禁酒，食事や運動，規則正しい睡眠習慣などライフスタイルを修正したり，変更したりしなければならないこともあります。もちろん，私たち自身が院内での業務で「普段以上に感染対策に注意する」「これまでのやり方を変える」というのも行動変容です。

しかし，私たちも，たとえば身近なダイエットで経験するように，行動やライフスタイルを変えることは，それはもう容易なことではありません。

行動変容のフレームワーク

患者がうまく行動変容できないとき，たとえば，服薬のし忘れや自己調整がある，受診日に病院に来ない，リハビリテーションや作業療法に出席することを拒んだり，意欲をみせない，禁煙できない，暮らしのなかに保健行動をうまく取り入れられない，食行動を変えられないなどが起きているとき，みなさんはどのように反応していますか。「病識がないから仕方がない」や「もともとそういうルーズな性格の人だから」と諦めたり，行動変容することのメリットばかりを強調して伝えたり，取り締まりのようなことをしたり，反対にデメリットばかりを強調して不安をあおったりしていませんか。しかし，なぜそのようなことが起きているのかを深く探

究しなければ先には進めないのです。行動変容のフレームワークには，行動変容の条件を示す理論や段階を示す理論，行動変容を促進する心理や行動変容を停滞させる心理を説明する理論があります。

今回は，行動変容の代表的な2つのフレームワークを取り上げ，コロナ禍での感染予防行動を例に解説しました。あなたの周囲で新しい生活様式に変えられない人や患者をこのフレームワークを使ってアセスメントしてみましょう。患者に何が起きているのかがわかれば，あなたがどのような働きかけを行えばいいのかがわかります。すると，これまで取り組んできたことのいくつかを見直さなければならないことにも気づけます。

健康信念モデル

1つ目は，ベッカーらによって提唱された「保健行動に関する主観的な受けとめ方が保健行動をとるかどうかを左右する」ことを説明した行動モデルです。このモデルの根底にあるのは，ベネフィット（利益や恩恵）とコスト（負担・障壁）とを秤にかけて判断を行うとするシーソーモデル（コスト―ベネフィットモデル）の考え方です。禁煙やダイエット，予防接種や検診といった保健行動を説明するモデルとして広く用いられていますが，予防的な治療継続をする必要があるような疾患，たとえば高血圧や糖尿病や精神疾患といった慢性疾患をもつ患者の行動も説明できます。『健康信念モデル』と訳されています。

図1では，［疾病にかかる可能性の自覚］はありますが，［疾病の重大さの自覚］が不足してい

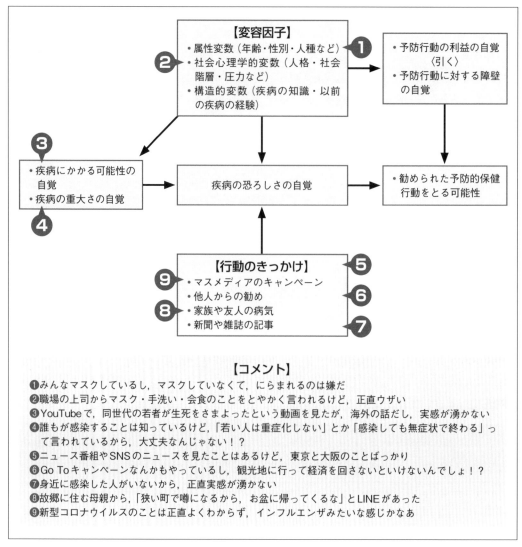

【変容因子】
・属性変数（年齢・性別・人種など）
・社会心理学的変数（人格・社会階層・圧力など）
・構造的変数（疾病の知識・以前の疾病の経験）

❶
・予防行動の利益の自覚〈引く〉
・予防行動に対する障壁の自覚

❷

❸
・疾病にかかる可能性の自覚
・疾病の重大さの自覚

❹

疾病の恐ろしさの自覚

・勧められた予防的保健行動をとる可能性

【行動のきっかけ】
❾・マスメディアのキャンペーン
・他人からの勧め　❻
❽・家族や友人の病気
・新聞や雑誌の記事　❼
❺

【コメント】
❶みんなマスクしているし，マスクしていなくて，にらまれるのは嫌だ
❷職場の上司からマスク・手洗い・会食のことをとやかく言われるけど，正直ウザい
❸YouTubeで，同世代の若者が生死をさまよったという動画を見たが，海外の話だし，実感が湧かない
❹誰もが感染することは知っているけど，「若い人は重症化しない」とか「感染しても無症状で終わる」って言われているから，大丈夫なんじゃない！？
❺ニュース番組やSNSのニュースを見たことはあるけど，東京と大阪のことばっかり
❻Go Toキャンペーンなんかもやっているし，観光地に行って経済を回さないといけないんでしょ！？
❼身近に感染した人がいないから，正直実感が湧かない
❽故郷に住む母親から，「狭い町で噂になるから，お盆に帰ってくるな」とLINEがあった
❾新型コロナウイルスのことは正直よくわからず，インフルエンザみたいな感じかなあ

図1　健康信念モデル

ます。変容因子も「マスクしていなくて，にらまれるのは嫌だ」とまだ他律的で，行動のきっかけも動揺しており，まだまだ"他人事"です。

トランスセオレティカル・モデル

　2つ目は，プロチャスカらが汎理論的モデル（トランスセオレティカル・モデル，trans-theoretical model）のなかで提唱した理論で，人の健康行動（保健行動）にかかわる要因や行

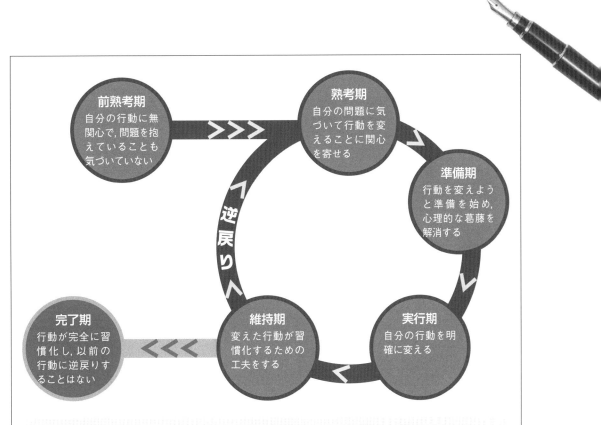

前熟考期：新型コロナウイルスがなんだろうが，私はそんなのにかかるはずはない，絶対に大丈夫や
熟考期：新しい生活様式ってなんや？　そんなん言うても難しそうやけど，もしも感染して後遺症が残ったらヤバいなぁ
準備期：家庭とか職場にコロナをもち込んだらヤバいし，新しい生活様式に変えてみたほうがいいかなぁ……。マスクと手指消毒ジェルを買った
実行期：外出時はマスクを身につけ，店の入口で手指消毒をして，買い物もできるだけネット通販にして，外出を控えるようにして，会食も断った
維持期：新しい生活様式まだ続いていて，けっこうがんばってますよー！
逆戻り：第2波もピークアウトしたって報道されているし，誘われたから，ちょっと混雑している居酒屋でおしゃべりをいっぱいした……。自粛疲れしているからストレスだって発散したいし……

図2　トランスセオレティカル・モデル

動変容のステージをアセスメントし，効果的な健康教育プログラムを組み立てるうえで役立ちます。禁煙やダイエット，アルコール依存といった分野で有名な理論です。

①前熟考期：6か月以内に自分の行動を変えようという気持ちがなく，問題を抱えていることも否定する時期。健康に悪影響を及ぼすような行動やその行動の結果の深刻さに気づいていなかったりなど，つまり動機づけが乏しくて無関心になっています。情報を提供する必要があります（意識の高揚）。

②熟考期：6か月以内に自分の行動を変えようという気持ちがある時期。行動を変える必要性には気づいているが，行動を変えることの

メリットとデメリットの間で揺らいでいる。動機づけとしてはまだ十分ではない前熟考期から熟考期にかけては，情報提供をしたり〈意識の高揚〉，成功した人の体験を追認したり〈情動的喚起〉，その人にとっての人生や生活のなかで大切にしている価値を明確にしたり〈自己の再評価〉する必要があります。

③準備期：いますぐにでも（通常は1か月以内に）行動を変えようという意思がある時期。行動を変える準備として，たとえば薬包カレンダーや電子血圧計を購入したり，周囲の人に関心事として話すなどの行動が観察されます。自尊心をくすぐったり，行動変容を宣言してもらう（コミットメント）などの介入が効果的とされています。

④実行期：明確な行動変容はみられるが，その持続がまだ6か月未満の時期です。この時期には正のフィードバック（褒美）や同じ健康行動をしているグループに紹介（援助関係の利用）することで動機づけを高めることができます。

⑤維持期：明確な行動変容が6か月以上継続されている状態。変容させた行動が習慣化するためにみずから工夫する姿が観察されます。

図2では，維持期から熟考期に逆戻りしていますから，維持期に必要な褒美や逆条件づけなどのケアが必要です。

まとめ

今回は，コロナ禍での保健行動を例にフレームワークの使い方を解説しました。患者の保健行動に関する思考や感情に関するS・Oデータをフレームワーク上にあてはめて何が起きて

いるのかをアセスメントするのです。そうすれば，行動変容に必要なかかわり方も見えてきます。

次回の予告

次回は，心理的反応「発達段階と発達段階のつまずき」について紹介します。

トピックス

ADHD治療薬のストラテラ®と，薬物療法の学びについて紹介しています。

〈引用・参考文献〉
1）武藤教志編著：他科に誇れる精神科看護の専門技術　メンタルステータスイグザミネーションVol.1．精神看護出版, 2017.
2）武藤教志：改訂 専門的な思考を鍛える看護のためのフレームワーク．精神看護出版, p.88-89, 2016.
3）M.H.Becker, R.H.Drachman, J.P .Kirscht：A new approach to explaining sick-role behavior in low-income populations. American Journal of Public Health, 64（3）, p.205-216, 1974.
4）J.O.プロチャスカ, C.C.ディクレメンテ, J.C.ノークロス, 中村正和監訳：チェンジング・フォー・グッド―ステージ変容理論で上手に行動を変える．法研, 2005.

〈トピックス引用・参考文献〉
1）文部科学省：令和元年度 通級による指導実施状況調査．https://www.mext.go.jp/content/20200317-mxt_tokubetu01-000005538-02.pdf（2020年10月6日最終確認）
2）日本イーライリリー株式会社：医療関係者向け ストラテラ（アトモキセチン）インタビューフォーム．https://www.lillymedical.jp/ja-jp/answers/117598（2020年10月6日最終確認）
3）武藤教志編著：他科に誇れる精神科看護の専門技術　メンタルステータスイグザミネーションVol.2．精神看護出版, 2018.

MSEを実践するためのトピックス No.11
ストラテラ®（一般名：アトモキセチン）

深田徳之 ふかだ のりゆき

医療法人誠心会あさひの丘病院・神奈川病院（神奈川県横浜市）精神科認定看護師

発達障害って増えましたよねぇ……。実感だけでなく，データで見ても2006（平成18）年と2013（平成25）年では，ASD（自閉症スペクトラム障害）は約3.1倍，ADHD（注意欠如・多動性障害）は約6.3倍と増えています[1]。今回は発達障害のなかでもADHD治療薬の1つであるストラテラ®（一般名：アトモキセチン）を解説します。

ストラテラ®は兵庫県神戸市に日本支社を置くイーライリリー・アンド・カンパニーから2009（平成21）年に発売されました。どうして，いまさらストラテラ®なのか。精神科薬物療法を学ぶ思考のめぐらせ方にも光をあててみます。

では，ストラテラ®のインタビューフォーム[2]を見てみましょう！　そのページ数はなんと152ページ。いままでで最高かも。

アトモキセチンは，イーライリリー社とジェネリックメーカーからカプセル5，10，25，40mg，錠5，10，25，40mg，内用液0.4%が発売されており，剤形が豊富。ストラテラ®カプセルは眼球刺激性があるので，カプセルを開けないように内服まで見守ることが必要です。

副作用は多いものから，悪心31.5%，食欲減退19.9%，傾眠15.8%，頭痛15.4%です。

主たる薬力（作用機序）は「ノルアドレナリン再取り込み阻害作用」。Ki値は，NAT（ノルアドレナリントランスポーター）：5.36，SERT（セロトニントランスポーター）：87.0，DAT（ドパミントランスポーター）：1451，となっています。

さて，みなさん，「ん？　再取り込み阻害作用って，ひょっとすると？」と気づけましたか？　そうです。三環系抗うつ薬トフラニール®（イミプラミン）とアモキサン®（アモキサピン），四環系抗うつ薬ルジオミール®（マプロチリン）などに共通の作用です。ADHDの不注意・多動性・衝動性の3大症状は，前頭前皮質でのノルアドレナリンとドパミンの神経伝達の低下によるものとされているので，抗うつ薬のようにそれらの再取り込みを阻害して神経伝達を活発にさせよう，ということです。実際，前述の抗うつ薬3剤もADHDへ処方されることがありますが，なかでもトフラニール®が多いのは，トフラニール®のインタビューフォームの「効能又は効果」と「用法及び用量」を見ればわかります。遺尿症（夜尿症）において学童（6～12歳）への処方実績が積み上げられてきたこともあって小児のADHDによく処方されてきたわけです。さて，こうした同効薬が数多くあるのに，なぜストラテラ®が発売されたのでしょうか？　それは，抗うつ薬全般は小児での安全性や有効性が確立できていませんが，ストラテラ®は小児対象の治験をきっちりパスしたからです。ちなみに，トフラニール®も遺尿症での有効性は確立していますが，ADHDでの有効性は確立していませんから，第1選択とはならないわけです。

薬物動態は4mgの場合でT_{MAX}：1.00h，$T_{1/2}$：4.12hとなっています。ストラテラ®は少しずつ増量していく処方ルールのため，十分な投与量に到達するまでに時間がかかり，実際に効果がみられるまでには2～4週間程度かかります。

薬物療法についての学びは，「あれ？」「ん？」という気づきをすること，思考を広げることによって深まっていくのです。単にその薬剤だけを理解しようと解説を読んではいけません。

（監修：武藤教志）

どん底からのリカバリー
WRAP®を使って。

第13回 ▶ 薬物療法にも頼るのがいいか？①

アドバンスレベルWRAP®ファシリテーター
増川ねてる ますかわ ねてる

寄せられた質問

すっかり秋になりました。

僕は，相変わらず「上がったり下がったり」をくり返しています。崩れるときには一気に崩れてしまい，体にあざをつくっています。激しい感情の高ぶりと，急な行動……そして思考の硬直化。安定しません。

世間ではGo Toキャンペーンが東京も対象になり，これから全国的に「With コロナ」に入っていく雰囲気です。インフルエンザの予防接種も始まったとのこと……。

今月からは，次の質問を取りあげてみたいと思います。

> Q13
> 薬物療法にも多少頼らなければ不安ではないか？

まずは，体験談を書かせてください。

最初の受診まで

僕が最初に精神科に自分で行って，薬を処方され飲んだのは，19歳のときでした。田舎から東京に出てきた大学1年生。東京の町田で1人暮らしをしていました。

憧れの東京。「東京に行けば，夢は叶う」と思っていました。僕は，詩人になりたかったです。誰も見たことがないものを，誰も書いたことのないタッチで表現したかった。

「東京に行けば，自分を理解してくれる人に出会えて」，そうすれば，「ストレスがなくなって，おかしくなった頭は治るはず」って思っていました。4年前から始まった，「眠たくて眠たくて，しょうがなく，起きていられない……変な夢ばかりみる」っていうのは，「僕が生まれたのが田舎だから……まわりに僕を理解してくれる人がいないからだ」って思っていました。だから「どの土地より進んでいる東京に行きさえすれば理解者が現れて，僕の頭は治る」と思っていました。

「ここにいたらダメになるから，東京に行かせてくれ」と家族に言っていました。父親からは，「お前，1人で起きることができないのに，1人暮らしなんてできるのか？」と言われましたが，「ここにいたらダメになるから」と言いはって，家を出ました。

1年浪人して，やっとの思いで東京へ。でも，僕の頭は治りません。授業にもついていけません。友人ができ，所属したサークルの部室にいたこともありますが，授業に行くと，教室に入り，席に着くとすぐに眠ってしまうのです。おかしな夢に入ります。僕の頭は治りません。高校生のころと変わらない。家に帰って宿題をしようと思うのですが，眠たくて眠たくて，たまりません。1人暮らしなので，ご飯の準備や，お風呂の準備や掃除もしなければならないのですが，それもできません。夜も眠れず，朝も起きれず，やがて授業にも間に合わなくなりました。単位の登録もどうやっていたのか，いまも思い出すことができません。

　　……僕の頭は治りません。

　東京に出てきたし，話せる友だちはできたものの，「僕の頭は治りません」でした。それで，大学の保健室に行き，カウンセリングを受けるようになりましたが，それだけではどうも改善がされず，メンタルクリニックを紹介されて，そこで精神科の薬の服薬を勧められました。

最初の服薬

　先生から説明を受け，「病気」だとわかったときにはほっとしました。「自分1人だけに起きることではなかったんだ」と思えたからです。苦しんでいた原因がわかり，「治療が始まる……」と思うと，肩の荷が下りました。映画で観たように，カウンセリングとか，専門家が僕のこころの奥に入っていって，僕のもっているおかしな思考をほぐしてくれる。それで，僕の頭を

「治してくれる」。それが始まると思いました。なので，「薬で治療」となったときには，正直がっかりしたのを覚えています。

　短絡的すぎると思ったのです。「現代医学ではこの病気の原因はまだわかっていないから治すことができないかもしれない」ということ以上に，治療法が「薬を飲むこと」だったというのがショックでした。

　「そういうことじゃない」と思ったのです。僕は，自分を理解してくれる人がいないストレスで，わかってもらえないのがつらくて，それで頭がおかしくなったと思っていたので，僕に起きているおかしなことが「薬で治る種類のもの」とは思えませんでした。

　話を聞いてほしいと思いました。「こころをほぐして」と思いました。しかし，生活ができなくなっている現実はありました。授業についていけない現実がありました。眠くて，眠くて，時間だけが過ぎていく。

　薬を受け取って帰りました。夜，服薬の時間。正直，怖かったです。「脳に効く」薬。そんなものを飲んでいいのだろうか？　でも，それでよくなるのなら，何かが変わってくれるなら。それが，最初の向精神薬の服用でした。19歳のときでした。

　それから，処方される薬を飲んでいきました。いつも飲む薬があって，不安時に飲む薬がありました。起きているために飲む薬，眠るために飲む薬。効いているのかどうかよくわからないときもありましたが，薬が効いているなと思えるときもありました。でも，僕の症状は消えることはなく，薬が切れると「眠たくて眠たくて，仕方がない」し，イライラするし，「すぐ

に不安になったり」「物事が決められなかったり」。つまり，薬を飲んだところで何も解決されません。その場限りのことに思えました。大学は2回の休学の後で，「体調不良」を理由に中退しました。

最初の断薬と，薬の再開

「薬を飲んでも，よくならない」「医者もいつ治るとも言ってくれない」

病院に行って，意味はあるのだろうか？ 薬を飲んで意味はあるのだろうか？ わからなくなっていきました。でも，副作用はたしかにあるのです。薬が切れるとそわそわしたり，すぐに薬がほしくなったりするのです。ほかの方法がないから仕方がないと思ったのですが，結局「病院に行っても治らないのなら，やめよう」と，25歳くらいで通院をやめました。そのころ，仕事を転々としていました。

結婚をして家庭もありました。仕事は当時，パン職人。そして，詩人になる夢を叶えたいと思っていました。詩人として成功すれば，頭がおかしくても認めてもらえる。作品を売って生活できる。薬を飲まない数年は，夢と家庭が支えでした。

「症状」は病院にかかる前からもあったので，症状があることは，（僕にとっては）「いつもの生活」です。15歳から続いている，いつもの生活。この体で生きていくのだ。やがて，お酒が増えました。ウイスキーをいつも持ち歩いていました。極端な行動をとることもありましたが，「これが，自分だ」と必死にやっていたと思います。「役に立たない病院」に行く気はまったくなかったです。

年齢を重ねていきました。でも，詩で食べられるようにはならず，パン職人の仕事もうまくいかず，精神的にもギリギリになって，（以前とは別の）精神科を受診。「安定剤」を飲むようになりました。いまの職場はもう限界。でも，生活のために働かないといけない。学歴はないけど，病気はある。どうしよう。もう20代も後半でした。

詩のことばかりを考えていたから言葉は得意。得意なことを仕事にしよう。そこで日本語教師になることにしました。2年間勤めたパン屋を辞めて，専門学校に入学。このとき，27歳でした。

授業も受けられ本も読める

仕事を辞めて入った学校。

それなのに，教室で机に向かうと，「眠たくて眠たくて」仕方がない。ただ居眠りするだけではなくて「変な夢に入って」しまう。高校のとき，大学のときと一緒です。病院で検査をして，再び「定期的な服薬」を勧められました。人生やり直すために入った学校でした。怖かったけれども，授業についていくために，薬を飲むことにしました。そしてこの時は（以前と違って），薬がとてもよく効きました。授業で起きていられるようになったので，勉強が頭に入ります。

これまでにできなくなっていたことを取り戻そうと必死でした。本をたくさん読みました。日本語教師の勉強をしていたので，「日本語」関係の本をとにかく読みました。大学時代には読みたくても読めなかった「言語学」の本や，友人たちが話していて「そんな人がいるん

だ」って思ったものの，名前だけでわくわくしていたロラン・バルト（哲学者）を読んだのもこのころだったように思います。ソシュールに柳田國男。憧れていた，でも読むことが，知ることができないでいた世界に触れることができる。本当にうれしかったのです。

薬が僕にくれたもの

学校の成績もよかったです。

春に行われる「全国模試」も全国上位にいました。参考書の間違えを発見して，教科書会社に電話をかけたこともありました。勉強が楽しくて楽しくて仕方がない。学校で，新しい友人ができたり，日本語教師のボランティアをしたり，そして個人レッスンで生徒さんをもったり。得意なことを活かして，それでお金をもらえることもうれしかったです。

「取り戻した！」と思っていました。

やがて僕は，日本語ボランティアの活動で知り合った方から「うちの会社を手伝ってみないか」と声をかけてもらって，広告会社で働くようになりました。電通とよく仕事をしている会社で，僕も汐留のビルにスーツと革靴で行くようになりました。28歳。人生いろいろあったけれども，いま，こうやって東京の真ん中で，誰もが知っているクライアントの，大きな仕事にかかわっている。できたばかりの六本木ヒルズ，お店のオープニングセレモニーに出席。これが夢に見ていた「東京の生活」。いつか「アザブジューバン」に住みたいな。「それがいま始まった！」と思っていました。

精神の疾患を抱えながらも，薬を飲みながら

クリエイティブな仕事にかかわっている。「人とは違う体」だということも特別な感じがして，それはself-esteemを下げるどころか，上げるように働きました。誇りすらも感じていたと思います。精神科に通っているということが，後ろ暗いものにもなっていませんでした。

自分に合う薬が見つかって，「発病前の頭に戻ったんだ！」だと，そのころの僕はよく言っていました。

「自分でできる！」という感覚は，とてもうれしく誇らしいものでした。30歳になる前に「自分の人生が戻ってきた！」と思ったのです。人生がよくなるための条件が揃ってきて，これからの未来は明るいと，疑いもなく思っていました。この先が楽しみでした。なにせ，今回の薬はとてもよく効いたものだったから……。

合ってる薬が見つかって，僕は，本当にうれしかったです。

15歳のとき，「頭が眠たく」なってしまい，それでできなくなったこと。それから，諦めないといけなくなったこと。それがいま，こうやって自分の手のなかにある。病気になる前の僕と，いまの自分がつながった！

取り戻したんだ。

本当の，自分本来の人生を取り戻すことができたんだ！「自分でできる！」という感覚は，とてもうれしく誇らしいものでした。

手にしたもの，こぼれていったもの

薬は，発病前の僕ができていたことを再びできるようにしてくれました。「起きていること」

「眠くならずにいられること」。自分本来の能力を発揮ができることは，本当にうれしいことでした。取り戻したものは，「自分でできる！」という感覚でした。

しかし，そのころの僕は気づいていませんでいた。人間関係がうまくいかなくなりだしていたことに……。

前述のとおり，僕は当時，結婚していました。年齢も28歳。僕は，「取り戻した！」とうれしくなっていましたが，まわりが見えなくなっていたのです。起きていられるのがうれしくて，本が読めるのがうれしくて，誘ってもらって就いた仕事も「これぞ東京」と思えるもので……人生が始まった！ と思っていたけれども，僕は，「これまでの人生」が見られなくなっていました。これまでの関係性，積み上げてきたものが見えなくなっていきました。必死で守っていたもの，すがりついていたものが，するすると掌から滑り落ちていった感じです。

そして，僕はまだ病気の症状が出る前，症状が出始めたころの「自分はどうなっちゃうんだろう？」と不安で不安で，焦っていたあのころの自分に，……まるで高校1年生のころの僕に戻ってしまったようでした。

意識が自分に集中しすぎていて，他人の気持ちや，他人の世界に意識が向くことが減りました。それは，他人の気持ちや，他人の世界に敏感になり，自分を見失ったり，がんじがらめになりがちな僕を開放してくれて，僕は「楽」になっていきました。そして，「自分でできる」ことがたしかにありました。でも，薬が切れるとまた「できない僕」に戻ってしまうので，薬が効いている間が「本来の自分」だと思いました。そして，薬を飲むことは病気である僕の「正当な権利」であって，「好きにさせてほしい」って思っていました。「やっと自分を取り戻せたんだから」と言っていました。

「あなたは誰？」と聞かれて，

「これが，本当の僕なんだ」と答えた記憶があります。

「頭の機能」を取り戻し，「症状が出る前にはできていたこと」「症状が出てからは，やりたくてもできなかったこと」が，「いま，またできる」というのは，本当にうれしいことでした（次回へ続く）。

ペーロン競漕を通じて見えた モチベーション維持・向上のための 環境づくり

池田秀幸 いけだ ひでゆき
医療法人社団魚橋会魚橋病院（兵庫県相生市） 精神科認定看護師

 ペーロン競漕について

　私は，中学・高校時代に特段スポーツに打ち込んだわけではありません。高校を卒業し，18歳で兵庫県相生市にある相生市看護専門学校に進学することになりました。その学校では，地元の伝統行事であるペーロン競漕にクラス対抗で参加していました。ただ，数少ない男子学生は，女子チームを応援するだけでした。

　ペーロン競漕は，左右の漕ぎ手28人と太鼓・銅鑼・舵取・艇長の合計32人が1艇の木造船に乗り，その速さを競います。類似した競技のドラゴンボートは左右の漕ぎ手20名と太鼓・舵取の22名が1艇の船に乗り，その速さを競います。ドラゴンボートのほうがより競技色が強く，世界各国で大会が行われています。

　1998（平成10）年，在学中の男子学生や卒業生でチームをつくりました（現在の磯風漕友会）。当時は志や夢ばかりが先走り，その実，厳しい練習は嫌いな弱小チームでした。負けたときには優勝したチームを見て，「あんなにつらい練習してまで勝ちたいとは思わない」「軍隊じゃないんだから……」と相変わらず言い訳ばかりの私たち。弱小チームのまま5〜6年経ったでしょうか，監督が私たちに激怒しました。

　「勝った先の景色は誰も見てもいないのに，勝手な想像で勝者の努力を馬鹿にするな。一度でもいいから，頂点に立ってから言え。俺は1回頂点の景色を見てみたい」

　そう，遊び半分の私たちを，最終的に日本代表選手にまで変容させたのは，当時のクラス担任であり，現在副校長に昇進されているペーロンチーム磯風漕友会の監督です。監督は熱血な方で，太陽に向かって走り出しそうな人です。夢について惜しみなく表現する人でしたが，私たちと違って夢を現実にする計画性をもっている人でした。われわれはその人から，夢と計画実現について学びました。長期目標と短期目標については臨床でも応用できることです。

　現在，磯風漕友会は相生ペーロン競漕11連覇，日本国際ドラゴンボート選手権大会3連覇（最高記録7連覇），2010年アジア競技大会出場，2013年東アジア競技大会出場という前人未到の記録をつくっています（図1）。頂点に立って見る景色は最高で，地獄のような練習の日々が1日で消し飛ぶ魅力を秘めていました。

 モチベーションを向上させる方法

　弱小チームから一転して数々の大会を連覇するチームになったわれわれのモチベーションがどこからくるのかを単純に表現するとすれば，「夢」と「仲間」です。この経験を看護師として

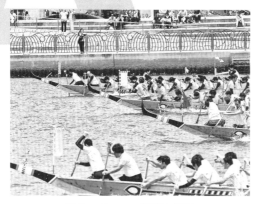

図1　ペーロン競漕の様子

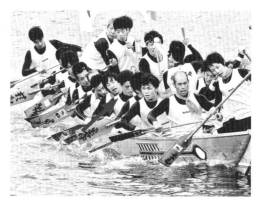

図2　矢印の漕ぎ手が筆者

応用できないか，まず一般的なモチベーション向上に関する理論の知識と，われわれの経験を照らし合わせてみたいと思います。

1）動機づけ理論

（1）外発的動機づけ

金銭的な動機はないですが，日本選手権の優勝には日本代表権がついてきますので，アジア競技大会や東アジア競技大会への代表権がかかった年のレースの場合はモチベーションが高まりました。

（2）内発的動機づけ

弱かったころのわれわれの行動動機は，祭りや大会のあとの打ち上げや，クラスの女の子との交流が増えることなどでした。監督からの激怒の後は，チーム全体の目標が「とにかく優勝する」に定まり，やるべき行動が簡素化・明確化され，行動を起こしやすくなりました。

（3）アンダーマイニング効果の回避

チームが日本大会優勝の常連になったころにスポンサー契約の話が数件ありましたが，スポンサーがつくことでチームのアイデンティティーや自由度が損なわれることを懸念し，スポンサーはつけませんでした。もしスポンサーがついていたら，せっかく高まった内発的動機に対して外発的動機を上塗りする結果となり，モチベーション維持が困難になっていたかもしれません。

2）社会的学習理論の応用（自己効力感向上への働きかけ）

（1）達成経験

当然，優勝や連覇した経験は，ほかのチームがあまり経験していないわれわれのチームの強みです。勝つためには自分をどの程度追い詰めないといけないか，その後にどのような達成感が味わえるかがわかっているからこそ，やみくもに努力するよりもがんばれます。

（2）代理経験

チームは個人の集合体です。モチベーションの高いメンバーと低いメンバーが当然出てきますが，そこで仲間の存在が大切になります。毎日練習があるなかで，夜勤明けでも必死にがんばるメンバーや後輩などの姿を感じて，自分もがんばることができます。

ペーロン競漕を通じて見えたモチベーション維持・向上のための環境づくり

(3) 言語的説得

モチベーションが上がらないと練習場にも足が向きません。そんなとき，必ず仲間から連絡が来ます。叱咤激励ではなく，大体は「さびしいわぁ，理由なんかどうでもええから1回遊びにおいで」です。後のIメッセージでも述べますが，相手に行動変容を強要するような物言いは関係性を悪くしがちです。メンバーは，心配していることや一緒に練習できなくてさびしいというメッセージをくれるだけです。

(4) 生理的感情的高揚

アスリートとして体調管理にはかなり気を遣っており，体重管理や故障などにも神経を遣います。大会当日に最高のパフォーマンスを発揮できる身体づくりが大切です。しかし，メンタル面の調整がいちばん難しく，高揚しすぎるのもパフォーマンスを下げます。「練習は試合のように，試合は練習のように」が合言葉です。試合当日はいつもどおりやるだけ，日ごろ練習でやっていない円陣を組んで大声でかけ声を出すなんてことはしていません。

3) 目標管理

(1) 長期目標

弱小チームのころから夢を語ることだけは得意でしたから，長期目標はすぐに立てられます。ただ，本当の意味で夢を長期目標につなげるには計画性が重要です。監督はある日，練習場の大きなボードに以下のような言葉を掲示しました（図3）。

「夢のある者は希望がある」
「希望がある者は目標がある」
「目標のある者は計画がある」
「計画のある者は行動がある」

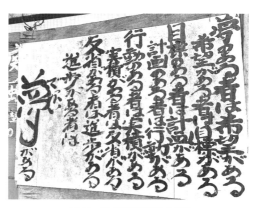

図3　監督が掲げた言葉

「行動のある者は実績がある」
「実績がある者は反省がある」
「反省がある者は進歩がある」
「進歩がある者はでっかい夢がある」

(2) 短期目標

単純にトレーニングするだけでは苦痛以外の何物でもありません。「練習は週に3回以上参加する」「ベンチプレスは自重の1.2倍以上は最低でもあげる」などの短期目標を，長期目標の実現へのミニマムステップとして，しっかり意識しておくことが重要だと思います。

(3) PDCAサイクル

言わずと知れたPDCAサイクルです。監督からのメッセージで言えば，「夢」「希望」「目標」「計画」「行動」「実績」「反省」「進歩」です。

4) 行動変容ステージモデル

行動変容ステージモデルとして，①無関心期，②関心期，③準備期，④実行期，⑤維持期の5つのステージを経て人間は行動を変容させます。

人がこれまでの習慣や行動パターンを変える

のは容易ではないことは，認知行動療法におけるスキーマについて学べば簡単に想像がつきます。無関心期から，関心期に意識が変容するには「変わりたい」「このままではいけない」と思える衝撃的なことが必要です。われわれにとっての「衝撃」は，監督の激怒でした。

5) アサーティブコミュニケーションの応用
(1) Iメッセージ

アサーティブコミュニケーションで大切なことの1つは，会話の主語を自分にする，「Iメッセージ」だといわれています。相手は変えられない，自分が変わることが相手に影響を及ぼすきっかけになるという考え方は，対人関係や相互作用を考えるときにもたびたび遭遇します。監督は私たちに激怒しましたが，われわれに「変われ」という言い方はせず，自分の夢を語りだしました。単純に叱咤激励するだけではわれわれの意識変容にはいたらなかったのではないかと考えています。

 経験の臨床応用について

さて，ここからは日ごろの自分の看護を振り返ってみて，ペーロン競漕やドラゴンボートという競技を通じての経験を臨床でどのように応用していくかを考えてみます。すると，2つのキーワードが思い浮かびました。それは，「夢」と「仲間」です。

 Keyword① 「夢」

1) 目標ではなく夢を

目標というと「すべきこと」のような気がし

て，重い感覚が否めません。そのため，あえて夢という言葉を使うことが多いです。「夢のある者は希望がある」「希望がある者は目標がある」わけですから，つまり高齢者の身体能力向上が目標の場合，夢はどのようなものなのかを一緒に考えていくプロセスが必要です。「もう一度歩いている姿を孫に見せたい」「富士山にもう一度登りたい」など，なんでもいいと思います。また，よくダイエットができない方がいらっしゃいますが，それは，ダイエットのためにダイエットをしているからだと思います。ダイエットした後にどのような生活があるのか，何ができるようになるのかを考えたときに，ダイエットは夢ではなく目標になります。

2) 自分を表現する

夢をもつことは大切ですが，いきなり患者さんに「夢はなんですか？」とは聞かないようにしています。日ごろから明確に自分の夢を語れる人は意外と少ないです。聞かれて答えられない現実を突きつけると，「自分には人に語れる夢もないんだ」と思わせてしまうかもしれません。監督が私たちにしたことは，「夢をもて」と教えることではなく，自分の夢を語ることでした。

だから，私は日ごろから患者さんに自分の夢を話すようにしていました。尋ねるのではなく伝える作業です。練習の話やレース結果，つらかったことやうれしかったことも，時には愚痴を話すこともありました。いいことばかりではなく，悪いことも弱い自分も表現します。「ちょっと聞いてくださいよ〜」と，なんだか患者―看護師関係が逆転してしまっているような光景が私の場合にはよく見られます。患者さんは，

ペーロン競漕を通じて見えたモチベーション維持・向上のための環境づくり

なんだかわからないけど熱量の高い私の話を聞いて，「おかしな看護師だな」と思う反面，自分も以前は夢を語っていたことを思い出すかもしれません。自分の夢はなんだったのか，考えるきっかけが心のなかで生まれることを期待しています。

3) 相手に変化を強要しない

「人は変えられない，自分が変わる」という基本がありますが，どうしても看護していると相手に変化を求めてしまう傾向があると思います。そこはぐっと抑えるようにしています。基本はIメッセージです。「なぜ〜」「どうして〜」は「あなた」が主語になります。そうした言葉は，やる気を削ぐ言葉だと思います。それは幼少期から多くの方がご両親から言われて経験済みだと思います。いま思えば子を想うがゆえの両親の言葉ということがわかるのですが，やる気が出た記憶は一度もありません。

4) 夢を語っていい環境をつくる

大人になり現実が見えてくると，夢を語ることがなんだか恥ずかしいことのように感じてしまうことがあります。「夢のようなことを言っている」と馬鹿にされたり，「現実を見ていない」と批判されたりすることが集団のなかでは起こりがちだからです。でも，それは夢を語れない人たちの嫉妬なのだろうと思うようにしています。夢は語ることによって再認識され，目標へと具体性を増していくものだと思います。

弱小チーム時代のわれわれにあったのは，自由に夢を語り，それが馬鹿にされない雰囲気でした。当然，夢を語るだけの実のない集団でしたが，次第に夢が目標となり，具体性を帯びて

くることで，ミニマムステップを踏めるようになりました。高齢者の身体機能維持や向上という目標は，このミニマムステップの1つなのだろうと思います。嘘でもいい，現実的に無理だと思うことでもいい，なんでもいいから夢を表現しても笑われない環境が大切です。

 Keyword② 「仲間」

1) 同じ夢 (目標) をもつ仲間

同じ夢をもつ集団は凝集性が高まり，目標達成の可能性が高くなるメリットがあります。クローズドグループであればなおさらです。

われわれのチームは仲間意識が強い傾向があります。競技者である前に，看護師の集団でもあります。競技以外でも同じ夢をもった仲間であり，おのずと凝集性は高まります。

先ほど例にあげた高齢者の身体能力向上という目標を達成するためには，やはりこの凝集性を利用することがモチベーション維持に役立つと思います。単純に「運動」ではなく，夢を語るミーティングなどがあってもいいかもしれません。

2) 自分の弱さを表現できる仲間 (場所)

自分の弱さからは目を背けたくなるものですが，「進歩」には「反省」が必要です。弱い自分に気づくからこそ，その部分を強くするための行動がとれるようになるわけです。でも，1人で向き合うのはしんどい作業です。だから仲間の存在が大切になってきます。同じような弱さをもっていたり，上手に弱さを克服した人の経験を学べたりする，やる気が出なかったら声をかけてくれたり，自分が人の力になれたり，効

果はさまざまです。

 おわりに

　今回，競技を通じて経験したモチベーション維持法について考察し，さらにそれを臨床にどのように応用しているか，もしくは応用可能かを考えてみました。「言うは易し，行うは難し」といいますが，これもまた私の夢の語りの1つだと思ってください。

　結局は，動機づけ理論などの既存の知識にあてはめる形とはなりましたが，「夢」や「弱音」を表現していい環境と仲間をつくっていくことが大切だという私見にいたりました。臨床応用するのであれば，SSTなどの集団を活用するのもいいかもしれません。私は，これまでどおり「夢」を語ってもいい雰囲気を病棟につくっていくために，自分を表現するという作業をしていこうと思っています。

雑誌『精神科看護』広告媒体資料

雑誌『精神科看護』は発行より40年を迎え，精神保健医療福祉分野で仕事をする看護者に向けた専門誌として広く購読されています。精神保健医療福祉の動向にもとづいた特集，調査報告・研究，精神科看護技術に関する連載，最新の精神医学の解説，関連図書の紹介・書評などを掲載しております。

発行：月間（毎月20日発行／本体価格1,000円）／**発行部数**：5,000部

主購読者：精神科病院（総合病院の中の精神神経科含む）・保健福祉施設に勤務する看護者，看護師等養成機関で働く教員（看護者），コメディカル等にご購読いただいております。

判型：B5判／**頁数**：80〜96ページ／**表紙**：4色／**本文**：2色

『精神科看護』広告掲載に関して

雑誌『精神科看護』では随時，広告の募集を行っております。なお，掲載希望号がある場合はお申し込みの際に担当者にお伝えください。

❖ **お申し込み方法**
お電話（03-5715-3545）にてお申し込みください。
＊掲載号によってはご希望のサイズに沿えない場合がございます。

❖ **広告お申し込み締め切り**
発行日の50日前（前々月末日）必着

❖ **広告原稿締め切り**
発行日の30日前（前月20日）必着

❖ **入稿に関して**
広告原稿はCD-ROMなどを下記の送付先に送付いただくか，メールで送信して下さい。

❖ **ご請求に関して**
雑誌刊行後，広告掲載誌とともに請求書を送付いたします。

求人広告料金［掲載場所：表3対向ページ（最終ページ）／色数：2色］

サイズ	囲み枠 （天地mm×左右mm）	本文スペース （天地mm×左右mm）	広告料 （税別）
1頁	237×151	227×149.5	60,000円
2/3頁	155×151	145×149.5	50,000円
1/3頁	74×151	64×149.5	20,000円
1/6頁	74×74	58×72	15,000円

広告料金

掲載場所	サイズ	色数	寸法（天地mm×左右mm）	広告料（税別）
表4	1頁	4色	190×155	160,000円
表3	1頁	4色	226×155	110,000円
		1色	226×155	60,000円
表2	1頁	4色	226×155	120,000円
		1色	226×155	70,000円
記事中	1頁	2色	220×146	50,000円
	1/2頁	2色	102×146	25,000円
	1/4頁	2色	102×68	20,000円
綴込広告	1枚	設定なし	製品広告	160,000円
			記事体広告	180,000円

送付先　精神看護出版　○〒140-0001　東京都品川区北品川1-13-10　ストークビル北品川5F
○TEL.03-5715-3545　○FAX.03-5715-3546　○E-MAIL.info@seishinkango.co.jp

CVPPP

（包括的暴力防止プログラム）
〜ダイジェストマニュアル〜

Comprehensive Violence Prevention and Protection Program

第7回

CVPPPの実践マニュアル
ブレイクアウェイとチームテクニクス

下里誠二　しもさと せいじ
信州大学医学部（長野県松本市）教授

　連載も7回目となりました。正直なところ，私は書きながらもいつも自問しています。「私のこの反応は本当に当事者を特別視していないか，その一言が本当は傲慢さの表れなのではないか，医療者としての自分自身のためだけになっていないか」。この問いは，今日のテーマである身体介入を記述するうえでも常に考えています。CVPPPをいま一緒に支えてくださっている多くのトレーナーやインストラクターがいてくださることを励みにしながら，CVPPPの演習がこうした問いを考え続ける場でありたいと思っています。私自身も15年以上研修をしていますが，まだまだ気づきはあります。CVPPPの演習を少しやってみて，「こんなものか」と終わらせずに，ぜひ続けてみてください。そこから見えてくるものが必ずあると確信しています。

リスク回避とニーズの知覚

　さて，今回は身体介入（ブレイクアウェイとチームテクニクス）について解説していくのですが，CVPPPのチームテクニクスは現在のところまだ誤解の多いものだと思います。
　まず，ブレイクアウェイについては「逃げるための技術」という誤解があるようです。本来のブレイクアウェイには，技術として安全な空間をつくり出すと同時に，攻撃という方法をとらざるを得なかった当事者のニーズを知り，ケアにつなげていくという内容を含むものです。つまり，ブレイクアウェイに必要な技術は，

①リスクとリスク回避の知識と技術
②当事者のニードを知覚しケアにつなげる技術

ですが，①については瞬間的リスクアセスメントを利用しつつかかわります。このとき利用する方法は，主に攻撃線（CVPPP独自の用語で，攻撃が起こったときに力が作用する方向を描いた線のこと）を考慮してその作用が少ない位置に動くことが1つです。もう1つは，たとえば看護師の腕を握っている当事者からいったん離れるために安全で合理的に看護師が運動反応をするということです。次に②についてですが，攻撃には妄想に支配された障害そのものに起因するものと，医療による管理的，支配的行動に対する抵抗などがあります。後者は人としての正常な反応の結果であることを忘れないことです。安全を維持し当事者の様子に注目します。ただ一方的に怒鳴っていると思わず，何を伝えたいのかと感じます。たとえば，「おまえ

ら」と言っているときには対象は自分1人ではなく集団のはずです。味方であることを伝え，助けになる方法や人を尋ねていきます。

当事者の安心につながるケア

　CVPPPのチームテクニクスについては「抑えるもの」という誤解がありました。本当に身体介入をすることで当事者が助かるという確信がある場合にのみ利用が可能なものであるはずが，「看護師の安全」のために利用されてる場合です。介入が必要という確信は「当事者自身や他者に明らかに危害が及ぶ」ということになりますが，前述の「人としての正常な反応の結果」であれば対話による展開が可能なはずです。暴力を一括りにして判断しないことも必要です。私たちが，どうしても当事者をサポートしなければならないとき，絶対に知らなければならないことがあります。それは，

①身体介入をするということをケアの方法として考える哲学

②身体介入をするかどうか，そしてどの方法がもっとも妥当かを正確に判断するための技術

③身体介入中に当事者の反応の1つ1つに応え，味方であることを表現する技術

④身体介入の際に当事者が安心していられるための安全な方法

の4点です。チームテクニクスには横になった状態でサポートする方法や座ってサポートする方法，一緒に歩くための方法など，いくつもの場面を想定した方法が考えられていますが，それぞれの状況で介入が最終的に当事者の安心につながる必要があります。

　①の哲学が理解されることは大前提です。②の判断については，身体介入の技術が必要になるときはたしかに存在するのですが，当事者の安心というケアにつながるものかどうかを確認します。医療者による暴力になっていないか，パターナリズムを強化するための過剰な保護になっていないかを判断することが必要です。③，④は直接的な支援技術です。③はディエスカレーションのことですが，当事者の声なき声に反応できることこそディエスカレーションの姿です。このメッセージは当事者から医療者にも向けられていますが，医療者が当事者に発信もしているものです。よく手技を覚えると言いますが，このことは手技の一部なのです。④は確実な技術になります。CVPPPでは手首と肘をサポートすることを原則としますが，このとき，当事者が「いたわってもらえている」と感じられるサポートでなければなりません。それには十分なくり返しの練習体験が必要になります。私たちはチームテクニクスを「単なる身体介入」ではないと考えたいと思っています。

　なぜCVPPPの研修が4日間もあり，身体介入の練習が多いのか―このことで誤解されることも多いのですが―，といえば，CVPPPが単なる抑制術としてではなく存在していること，当事者に心地よいケアを届けるための方法，いたわり，気遣いを身体介入という場のなかで伝えることを学ぶには数時間の演習ではとてもできないことを私たちは知っているからです。

〈引用・参考文献〉
1）下里誠二：学会設立に寄せて―こころの安全をケアするということ．日本こころの安全とケア学会誌，1（1），p.1-13，2019.
2）宇田川健：対話の場としての保護室体験及び拘束されてもリカバリー．日本こころの安全とケア学会誌，1（1），p.23-29，2019.

学の視点から 精神保健(メンタルヘルス)で 地域をひらく

安保寛明 あんぼ ひろあき
山形県立保健医療大学看護学科(山形県山形市) 教授

⑧ Eighth Step　命綱よりハンモック

安心できる場の喪失という意味

　前回からひきこもる人の回復支援のことを書いているのですが,「ひきこもり」という表現はなんとかならないのかなと, ときどき思います。まるで, その当事者自身が「こもる (籠る, 篭る)」ように聞こえます。東大紛争とかあさま山荘事件みたいな (古い……), 主義主張が強くあって世の中と対立するためにこもっているように聞こえてしまいます。

　2012 (平成24) 年以降, アウトリーチ事業や自殺対策関連事業として地域で暮らすさまざまな方にお会いする機会が私にはありました。そのなかには, ひきこもり状態の方や, 安心できる居場所を見つけて人生の充実感を回復している人もたくさんいました。そのような方々には, 主義主張による世の中との闘争という心理状態の方はいないように感じられました。人や社会や自分の人生に注目して, 真面目に考えている方が多かったような気がします。

喪失の悲嘆とグリーフケア

　10月号の記事で, ひきこもる人の心理過程と喪失による悲嘆の心理過程がとてもよく似ているという私の学説を紹介しました。もし私の説がある程度あてはまるとしたら, ひきこもる人やそのリスク状態の人の支援には, 喪失に関する悲嘆のケア, すなわちグリーフケアが必要である可能性が十分にあります。

　たとえば, 不登校になった人に対する支援としては,「登校すること」を目標にしてチャレンジすることも大事かもしれませんが, 喪失の悲嘆について寄り添う支援が必要であるかもしれません。ここでいう喪失とは,「安心できる居場所」「楽観的にいられる場」としての学校や同年代の人とのつながりや, 教師という家族とは異なる年配者の喪失であるかもしれません。

　現代社会はとかく忙しく, 時間の価値が高いため, 悲しんでいる時間などないという考えが支配的になりつつあります。しかし, 自分の気持ちに素直になれる時間をもつことはストレス対処の方略としても重要です。喪失の悲嘆からの逃避ではなく, 適切に悲嘆をケアすることが, 回復を早めるのではないかと感じます。

　東日本大震災における行方不明者の親族や住居を失った方々の一部には, 喪失の悲嘆が行いにくい, いわゆる「あいまいな喪失」[1]が起きていたのではないかと考えられていますが, ひきこもる人にも同じようなことが生じている

かもしれません。あいまいな喪失の特徴は，喪失体験の時期が明確化されにくいために喪の作業が行われにくいことにあるからです。

負担と緊張のあるつながり"命綱"

私は，山形県で自殺対策やひきこもり対策の仕事をいくつか行っているのですが，そのなかの1つに"ひきこもりサポーターの養成"というものがあります。そのサポーター養成では，ひきこもる人と家族のそれぞれに，負担感や緊張感を減らせるような人を見つけるネットワークづくりの重要性を伝えることにしています。

ひきこもり状態に喪失体験が存在するとしたら，学校からの退学や休学，離職や引っ越しなどが関係することでしょう。このとき，家族の誰かが1人でその喪失体験のある人を支えることになりやすく，家事負担や経済的負担が1人に集中してしまいがちです。また，一般に，個人の努力や能力の問題とみなされやすいことはスティグマ（社会的烙印）による心理的圧迫が生じやすい[2]ため，喪失の悲嘆への寄り添いよりも再就学や再就職への方法を伝える関係になることで，ひきこもる人とその家族の間には緊張感のある関係が生まれやすいです。

このように，家族は家事や経済的負担や進路に対する責任感と変化が起きない場合の罪悪感，本人は家族の期待や助言に応えたい責任感と踏み出せない罪悪感という葛藤がお互いに対して発生してしまうかもしれません。私はこの状態を，命綱を持つような緊張状態と伝えることにしています。この状態ですと，ひきこもり状態にある人が新しい社会関係に挑戦して挫折した場合に，衝撃を減らす負担を，命綱をもつ人が1人で支えることになってしまうのです。

束縛の少ないつながり"ハンモック"

今年，『精神科看護』6月号でもひきこもり状態にある人へのケアに関する特集記事が組まれましたね。その特集での表現はいくつかありましたが，束縛や緊張の少ない関係性を増やすことで安心感をもてる時間を増やすことへの着目が多くの記事にありました。関係性を増やすことで，1人ではなく複数の人で命綱をもったり（"大きなかぶ"のように），挫折や失敗とされがちな出来事も命綱で引っ張られるような苦しさ（助言や規範の提示による束縛）が少なくなり，場合によっては心地よくその経験を感じたり（ハンモックのように）できます。健康社会学の分野では人のつながりの豊かさをソーシャルキャピタル（つながりの資本）といいます[3]が，そのつながりの効用は，少なくとも精神保健分野においては負担感や罪悪感を減らすためにあるといえそうです。

〈引用・参考文献〉
1）P.ボス，中島聡美，石井千賀子監訳：あいまいな喪失とトラウマからの回復―家族とコミュニティのレジリエンス．誠信書房，p.171-216，2015.
2）B.ワイナー，速水敏彦，唐沢かおり訳：社会的動機づけの心理学―他者を裁く心と道徳的感情．北大路書房，p.48，2007.
3）近藤克則編著：叢書ソーシャル・キャピタル ソーシャル・キャピタルと健康・福祉―実証研究の手法から政策・実践への応用まで．ミネルヴァ書房，p.5，2020.

Next Step
つながりを増やす楽観主義と紹介力

坂田三允の

漂い エッセイ —— 176

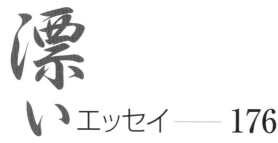

聴覚障害のじいさまと嗅覚障害のばあさまの生活

「今年はセミが鳴かないなぁ」とじいさま（夫）が言ったのは2，3年前のことだったろうか。「え～，うるさいほどに鳴いてるよ。じーじーって。たしかにミンミンゼミの声は聞こえないけど」と応えたばあさま（私）。6年前の夏に脳出血で倒れて以来，じいさまは左半身に麻痺が残ってはいるものの日常生活に大きな支障はないかのように感じていたのだが，病気とはまったく関係なく（いや，関係があるのかもしれないが）人は平等に年をとっていくのだなとあらためて思ったのだった。

ばあさまの嗅覚がおかしくなったのは，それよりも少し早かった。コーヒーの香りがまったく感じられなくなって久しい。もちろん，料理をつくっているとき，ゴマ油やニンニク，シソなどのにおいもまったく感じない。「おいしそうなにおい」と家族が言っても，「あら，そう」としか応えようがないのだが，味覚は衰えていないので（とばあさまが思っているだけかもしれないが），途方もなくまずいものにはなっていないらしく，文句は言われていない。だから，においなど感じられなくてもそれほど生活に大きな支障はないと思っていた。しかし，それは大きな誤りであった。香りには心地よいものとそうではないものがある。心地よいほうの香りは私個人の楽しみが減るだけのことだが，心地のよくないにおいは生活に大きな影響を及ぼす。

わが家は，市街からはかなり離れた小高い丘，というとなんとなく美しく感じられるが，実際は雑木林を少し切り開いただけの宅地にあり，すぐそばに養鶏場があるので，風の向きによっては，かなり複雑な悪臭が漂う。しかし，嗅覚が衰えてからはそのにおいをまったく感じなくなってしまったし，トイレのにおいも，みずからの排泄物のにおいも感じない。人様にとっては迷惑なことであろうが，ばあさまは平和である。しかし，食べ物が腐って発するにおいもまったく気にならなくなってしまったことは，大いに生活に影響を及ぼすことになった。

前日食べ残したものなどの腐敗臭が気にならないので，平気で食べてしまうということがしばしば起こる。幸いなことに（？）ばあさまの消化器官はそれも受けつけて

坂田三允
さかた みよし
多摩あおば病院看護部顧問（東京都東村山市）

Miyoshi SAKATA
TADAYOI ESSAY

くれるので，これまで下痢や嘔吐に悩まされたことはないのだが，家族には叱られる。ばあさまが「これは大丈夫」と言っても誰も信じない。聴覚に障害があるじいさまは，嗅覚は衰えておらず，しかも人一倍過敏に反応する。「こんなもの食べちゃダメ」というじいさまと，「大丈夫だよ。もったいないじゃない」というばあさまの間では，そのような会話がくり返されることが増え，食べ物を捨てるということに罪悪感のあるばあさまは十分に納得したわけではないのだが，食べ物に関しては，事が起こる前に必ずじいさまに確認してもらうことになった。

一方，聴覚に問題が起こったじいさまのほうは，もっぱらテレビとパソコンとお友達になっている。通勤時間が長いばあさまが家にいる時間はとても短いので，それは一向にかまわないのだが，趣味というか，好きなものがかなり違うために，たまにばあさまが家でのんびりしていてテレビでも見ようかなと思ったとき，ちょっと困る。じいさまの見るテレビは，自然の風景と将棋とフォレスタという声楽家のコーラスグループが歌いあ

げる昔の歌がメインなのだ。

じいさまとばあさまが知り合ったのは山の会なので，ばあさまも自然が嫌いなわけではないし，将棋のことはまったくわからないながら，棋士の礼儀正しい振る舞いには感服することも多いので，見ることを否定するわけではない。声楽家の歌も美しい。しかし，音符どおりに歌いあげられる美しい声と，いわゆる歌手の味わい深い声はまったく違うものだとばあさまは思う。

ばあさまはバラエティとサスペンスドラマを好む。じいさまはバラエティに出演している人々の「声がうるさくてかなわん」と言う。たしかに無駄にバカ騒ぎしているなぁとばあさまも思わないではないのだが，人と人の絡み方の妙に感心したり，時には思わぬところで生活の知恵が学べたりする。さらに，根を詰めてしっかり見ていなくてもよいというところも気に入っている理由の1つだ。ドラマも，一言でいえば人のさまざまなありさまそのものが好きなのである。じいさまはうるさいというのだが，ばあさまに言わせれば，じいさまの聞いている歌の声のほう

が大きすぎてかなわんのだ。じいさまがバラエティやドラマを見ないのは，出演者の声が一定でなく，聞きとりづらいからかもしれないとも，ばあさまは思っている。ニュースを見ていても聞きとれないらしく，「なんと言った？」と聞いてくることもあるのだから。

日中はひ孫も加わって，総勢10人がひしめき合って狭い空間で過ごすこともあるわが家だが，同じ屋根の下に住んではいても，娘や孫たちとは生活時間がずれてしまって，じいさまとばあさまは2人で過ごしている感じになってしまった。「人」よりも「自然」を好むじいさまと「自然のなかにいる人」が好きなばあさまは，お互いに相手のできないことを補い合いながら，静かに過ごせるといいなぁと思っている。

喪失と再生に関する私的ノート

[NO.83 ひきこもり支援の極意②]

NPO法人相双に新しい精神科医療保健福祉システムをつくる会
相馬広域こころのケアセンターなごみセンター長／精神科認定看護師
米倉 一磨 よねくら かずま

 ### ひきこもりはどう起こるか

「ひきこもり」は，病名でなく現在の状態像をさす言葉であって，当事者の年齢や性別，生活範囲，原因などはさまざまであり，一概には言えない表現なのかもしれません。この議論は別の機会として，ひきこもりになった背景の多くは，学校と職場での人間関係のつまずきが原因であることが多いと思います。そのなかには精神疾患や発達上の問題に関連した人間関係のつまずきもあり，このような状態を周囲の友人や家族，支援者が気づかず，彼らのサポートがなければますます孤立していきます。

東日本大震災や福島第一原子力発電所事故は，福島県の相双地区の地域の産業を減退させ，多くの仕事や役割を奪いました。災害による急激な産業構造や変化は，就業の機会を奪い，人々をひきこもりへと導く可能性があります。復興期には好景気となり人材不足で求人倍率が増えたかに見えましたが，一部の企業は即戦力の人材を求めるあまり，従業員をていねいに育てる余裕がなく，結果，働くことが困難になり，ひきこもりがちになる対象者もいました。

 ### ひきこもらせてくれる理由

ひきこもりとは言い換えるならば，なんらかの理由で就労や学生生活，近隣社会などの社会参加活動との接点が少なくなっている状態であるとも考えられます。私たちが支援してきた対象者の特徴としては以下のようなものがありました。

 ### 環境 (衣食住) が整っている

たとえ単身だとしても，家があり，家族や第三者からの食事の提供があれば，困ることなく生活をすることができます。もしくは，金銭管理ができなくても，両親または兄弟が支援を続けていることがあります。とはいえ，週1回買い物をする，1日1回コンビニに行くこともあり，必ずしもまったく何もしないというということではありません。

 ### 周囲の圧力がない

はじめのうちは本人の家族が就労や学校などへの社会参加を促すため努力しますが，うまくいかないと諦めてしまいがちです。特に男性

が職業を失う，あるいは退職して仕事以外に社会との接点がなくなるとこのようになりやすいようです。しかし，ネットなどで誰かとつながっていることもあり，社会との接点がまったくないというということではありません。

 震災特有の問題

大規模震災が起きて被災者となると，さまざまな団体から一時的に衣食住の支援があります。特に，避難所や仮設住宅では，手厚い支援が受けられます。多くの住民は，復興に向け自立の道を歩みますが，自分で手続きができず自立できない方もいます。なかには，精神障害や知的障害または疑いのある方で，周囲から理解されず孤立してしまっていることがあります。

よく「賠償金や補償が自立を遅らせているのではないか」といった質問がありますが，かかわってきた方の多くは，お金の使い方さえわからずに消費してしまった方がほとんどです。これには，そもそも知的な問題などが絡み，「適切に管理することができなかった」場合がほとんどです。しかし，金銭管理ができない方は障がい者だけに限ったことではないので難しい問題です。

ひきこもりは，緊急性がある場合を除き，現在は生活できている状態ではあっても，現在または未来において支援が必要となる可能性があることをもっとも考慮しなければなりません。したがって，介入しても何も変化がないことを理由に諦めることなく，関係者と連絡を取り合い，変化があれば即介入できる「積極的な見守り」が必要です。

 支援で何をみればよいのか

いままではひきこもり支援に限定していた解釈でしたが，対象者を観察するポイントには対象者を問わず共通することがあります。それは，生命に関すること，人生に関すること，生活に関することの3つのポイントです。普段すれ違う人からでも，短時間で観察できる容姿や持ち物などの情報から経験とすり合わせ，生活パターン，家，家族，など支援に必要な人物像をイメージすることを私は意識しています。

数年前，一部避難解除された福島県浪江町で十日市祭が再開しました。当日，私は「ふくしま心のケアセンター」のアルコール関連問題の啓発ブースを担当していました。そのとき復興大臣が私の目の前にやってきたのですが，一瞬，大臣を囲むスーツを着た何人かと目が合いました。その人物は，耳からコンパクトな無線のイヤホンが見え，筋肉質な方でした。そうです，SPです。このとき，お互いに観察していたのです。看護師は支援のため，警察官は保安のためと，その目的はまったく異なりますが，その時からこう思います。「刑事もSPも人の観察が仕事なのだ」と。

さて，精神科看護において一時的に支援者と「依存関係」になり，まるで子が親から離れていくように対処方法を身につけ自立することがあります。ただ，地域では病院と違い，支援期間が長期になることもあることから注意が必要となります。次号ではこの点も含め，引き続きひきこもり支援の極意について解説していきたいと思います。

〈次号へ続く〉

精神科認定看護師 実践レポート

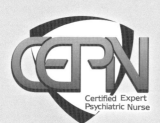

医療法人興生会相模台病院
（神奈川県座間市）
看護主任／精神科認定看護師
新田マリア
にった まりあ

8
コロナ禍におけるメンタルヘルス支援
ラインケアと組織全体へ向けた活動

　私が所属する医療法人興生会相模台病院（以下，当院）は，一般診療科と精神科を併設する神奈川県座間市の中核病院である。一般診療科と精神科が連携を密に協働し，一般科診療，精神神経科および人工透析を同一施設で実施できることを特徴としている。

実践の背景

　新型コロナウイルス感染症についてスタッフに話を聞いてみると，「少しの体調不良でも，もしかしたら……と不安になる」という声が聞かれ，体調の変化に非常に敏感になっていた。
　また，当院には奨学金を受け，遠方より就職する看護師が一定数いる。「まだ感染者の出ていない地域に，自分が新型コロナウイルスをもち込むかもしれない。実家からも帰省の延期を提案された」。そういった背景から帰省を自粛するが，ストレスが溜まっているようであった。
　当院看護部ではかねてよりスタッフのメンタルヘルス支援に力を入れており，研修や臨床心理士によるカウンセリングを実施している。

しかし，新型コロナウイルス感染症の流行に伴いスタッフの緊張や不安が強い状態が続き，さらなる支援の充実が必要と考えた。

実践内容

1）病棟でのラインケア実践

　心身の不調の早期発見・対応によって，症状の複雑化・長期化や抑うつ状態への移行を予防することを目的として，ラインケアの実践を強化した。
　まず，私が病棟看護主任として得たスタッフに関する気づきや気がかりを，病棟看護課長と情報共有することから始めた。ストレスやトラウマティックな体験に続発する心身の不調，抑うつ的な思考パターンに陥っていないか，なんらかのヘルスケアを要するか否かの判定などを基盤にアセスメントを実施した。そのうえで，あえてあらたまった場を設定するのではなく自然な会話のなかで，本人が話したいと感じる範囲で言語化を促し，傾聴や共感などの情緒的サポートを提供した。
　質問や話題提供の際には，思いを表出しやす

いよう「一般化した質問」のテクニックを用いた。「一般化した質問」とは，本人の感情や考えは極端なものではなく，一般的に誰もが感じる可能性のあるものという前提で質問することである。たとえば，「最近『コロナ疲れ』っていう言葉がテレビでも使われていたけど，しんどくなっている人も多いんだね。○○さんはどう？」などと問いかけた。

　また，活気のなさや悲観的な発言の増加から疲労がみえる状態や，本人から休養の希望が聞かれた場合に，1週間程度を目安とした休暇を順次取得できるよう支援した。不眠や焦燥感，無力感を話すスタッフには，臨床心理士による面談を調整した。

　スタッフからは，「自分で看護の仕事を選んだのだからがんばらないとって，思い詰めていた。でも，弱音を吐いてもいいと気持ちが楽になった」「なるべく人と会わないよう職場と家の往復で，息が詰まってつらい。同じ気持ちでいる人がほかにもいると思うだけでも，少しは救われる気がする」という言葉が聞かれた。

　本人が不調に気づいても，自分が休んで周囲の負担が増えることを考えると，言い出せないまま状態が悪化するリスクもある。そのような心情も踏まえ，「休息をしっかりとることも重要な仕事」「チーム全員で支え合って乗り切ろう」というメッセージをくり返しスタッフに伝えた。

2) 精神科認定看護師としてニュースレターを発行

　精神科認定看護師によるメンタルヘルス支援活動として，看護部全部署，薬剤部・リハビリテーション部などの他部署へも『精神看護ニ

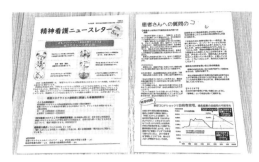

図1　実際に配布された『精神看護ニュースレター』

ュースレター』（図1）を毎月発行している。ニュースレターには新型コロナウイルス感染症に関連した各種相談窓口の情報や，WHOによる『COVID-19流行によるストレスへの対処』[1]に関する情報を掲載し，情報的なサポートを提供した。

　ニュースレターを受け取った職員からは「抱えきれなくなったらどうしようと思っていた。相談先がわかってよかった」という感想が聞かれた。セルフケアの記事に関しては，精神科以外のスタッフからも，「自分の生活に役立ちそう。家族にも教えてあげたい」という反応があり，精神科の知識・技術は広く役立てられるという手応えを得た。

効果的であった取り組みと今後の課題

　病棟内でのラインケアとして，さり気ない会話から細やかな観察を積み重ねることが，有効であったと感じた。また，「チーム全員で支え合って乗り切ろう」というメッセージを伝えることがチームの凝集性を高め，安心して「頼る－頼られる」という相互の関係性の維持につながったと考える。スタッフを孤立させることな

く，つながりを大切にしたチームづくりがラインケアの要であると思う。

当病棟では，スタッフが大きなメンタル不調を抱えることなく勤務を継続できているが，「この状況はいつまで続くのか」という声も聞こえてきている。現在の支援を継続しつつ，長期的な先の見えない状況を踏まえた支援を提供する段階にあると考えている。

メンタルヘルス対策には一次予防・二次予防・三次予防の段階がある。それぞれ，一次予防はスタッフ全体への健康の維持・増進，二次予防はハイリスク者の早期発見・早期治療による重症化防止，三次予防は疾病者の合併症や機能低下の防止・再発防止をさす。

これまでの取り組みでは，すでに行われていた一次予防に加え，二次予防としてニュースレターによる情報提供やメンタルヘルス不調への気づきの促進，気軽に相談できる職場風土の醸成に取り組んでいる。しかし，コロナ禍による影響の長期化により，今後深刻なメンタルヘルス不調にいたるスタッフが出てくることも想定される。前述の三次予防についても十分に体制を整え，安心して療養できる環境と現場での受け入れ体制をつくることも，重要なポイントであると考える。

また，現在提供している情緒的サポートのみならず，不足している物品の整備などの道具的サポートや，スタッフの行動や仕事に対するよい評価を積極的に伝えるなどの評価的サポートを多面的に組み合わせた支援の実践が今後の課題だ。

組織全体への実践としては，他科・他部署へもニュースレターの配布範囲を広げたことが効果的であったと考える。精神科以外のスタッフにも精神看護の知識・技術を身近なものとして知ってもらい，セルフケアへ活用できる機会の提供につながった。引き続き，より実践しやすく，役立つ情報を発信していきたい。

今後の課題は，一方向からの情報発信のみならず，組織横断的にメンタルサポートを展開していくこと，およびそのための仕組みづくりである。すでに実践報告されているラウンドや相談窓口の設置といった取り組みを参考に，スタッフのニーズを踏まえた双方向的な支援を整備していきたい。

〈引用・参考文献〉
1）WHO：COVID-19流行によるストレスへの対処. https://extranet.who.int/kobe_centre/sites/default/files/pdf/Coping-with-stress-print-JPN%20ver.pdf（2020年9月15日最終閲覧）

情 報 コ ー ナ ー

精神科認定看護師のさまざまな活動報告

● 第27回日本精神科看護専門学術集会 in Web

　第27回日本精神科看護専門学術集会は，新型コロナウイルス感染予防の観点から集合での開催を中止し，Web開催になりました。この学術集会では，学術講演やパネルディスカッションなどのライブ配信，看護研究発表，業務改善報告，精神科認定看護師の実践報告などのオンデマンド配信があります。Web開催は初の試みですが，オンデマンド配信はいつでも視聴できるメリットがあります。ぜひ，ご参加ください。

受付期間：2020（令和2）年11月6日（金）17時まで
ライブ配信：2020年12月5日（土）〜12月6日（日）
オンデマンド配信：2020年12月1日（火）〜2021（令和3）年2月4日（木）
参加費：（税込）13,200円（日精看会員），24,200円（日精看非会員）

● 第15回精神科認定看護師受講資格審査

　2020年度の精神科認定看護師教育課程の中止により，今回は例年より少ない人数での募集となりました。2021年度の教育課程はWeb研修会として実施する予定で，スケジュール，受講料などについては，12月ころに公表する予定です。出願要項など詳しい情報は，下記お問い合わせ先の日本精神科看護協会ホームページでご確認ください。

(1) 募集人員：30名
(2) 出願期間：2020年11月2日（月）〜11月30日（月）（必着）
(3) 会場：インターネットによる在宅受験
(4) 資格審査料：（税込）16,500円（日精看会員），27,500円（日精看非会員）

精神科認定看護師制度のお問い合わせ先：日本精神科看護協会　認定事業担当
TEL：03-5796-7033　FAX：03-5796-7034
QRコードからアクセス
http://www.jpna.jp/education/certified-nurse.html

精神科看護
THE JAPANESE JOURNAL OF PSYCHIATRIC NURSING

NEXT ISSUE
次号予告
2020年11月20日発売

2020 12

特集
カンフォータブル・ケアを試してみよう

【CCの10個の基本技術】を伝授します
―コツと工夫と注意点

スタッフのCCへの関心の芽を広げていくために
―新しい試みを根づかせるための管理者の視点

1つスタッフの視点から，CCを広めるための努力

EDITING POST SCRIPT

◆薬物療法を取り上げる特集にあたって，あらゆる向精神薬のインタビューフォームを調べる，確認するなどしておりました。作用機序の説明など微塵も理解できないのですが，そこに何かしらの効果が生じるのだから化学の力はすごいものだと感心しておりました。しかし，生きていると，なぜそうなるかがわからないままに，身を委ね，何気なく過ごしていることが多いと感じます。かのファウスト博士のような身を滅ぼす知識欲は常人にはなかなか起こり得ないでしょうが，健全な知識欲によって1つ1つを大切にすべきだと反省した今回です。　　　　　　　　　　　　　　　　　　　　(C)

◆人薬，なんていいます。繊細なつくりをしているので，たまに「寝つけないですな」というときがあります。酒で，というわけにもいかないので，生徒を眠らせる授業をすることに長けた教師を思い出して，真似をします。驚くほど眠気がきます。ありがとう先生，これが人薬か，なんて思いますが，たぶん意味が違います。いずれにしましても人薬には副作用がありません（いや，あるのかな，どうだろう）。　　　　　　　　　　　　　　　　　　　　(S)

STAFF

◆編集委員会（五十音順）
　金子亜矢子（一般社団法人日本精神科看護協会）
　小宮浩美（千葉県立保健医療大学健康科学部）
　佐藤恵美子（一般財団法人聖マリアンナ会東横惠愛病院）
　早川幸男（一般社団法人日本精神科看護協会）
　中村博文（茨城県立医療大学保健医療学部）
◆協力　一般社団法人日本精神科看護協会
◆EDITOR
　霜田　薫／千葉頌子
◆DESIGNER　田中律子／浅井　健
◆ILLUSTRATOR　BIKKE
◆発行所
　（株）精神看護出版
　〒140-0001　東京都品川区北品川1-13-10
　　　　　　　　ストークビル北品川5F
　TEL.03-5715-3545／FAX.03-5715-3546
　http://www.seishinkango.co.jp/
　E-mail　info@seishinkango.co.jp
◆印刷　山浦印刷株式会社

2020年11月号　vol.47　No.12　通巻339号
2020年10月20日発行
定価(1,000円+税)
ISBN978-4-86294-242-5

精神科看護

定期購読のご案内
月刊「精神科看護」は定期購読をおすすめします。送料，手数料は無料でご指定のご住所へお送りいたします。バックナンバーからのお申し込みも可能です。購読料，各号の内容，申し込み方法などは小社webサイト（http://www.seishinkango.co.jp/）をご確認ください。

「精神科看護」定期購読申し込み用払込取扱票

平素はご愛読いただき、誠にありがとうございます。本票にて定期購読のお申し込みを承ります。書店にて定期購読をお申し込みされる場合は、この払込取扱票は使用しないようにお願いいたします。なお、下記の定期購読料には送料、消費税が含まれております。

◆2020年12月31日まで、下記の購読料となります。

【お問い合わせ】精神看護出版 営業企画部　TEL：03-5715-3545　e-MAIL：info@seishinkango.co.jp

※ご記入いただいたお客様の個人情報は、ご注文商品の送付や小社のサービス提供、改善の目的以外に使用することはございません。

払込金受領証

口座番号　00150-6-29008
加入者名　株式会社 精神看護出版
金額　1 6 2 9 0 8
払込人住所氏名
料金
特殊取扱
通常払込料金加入者負担
受付局日附印

記載事項を訂正した場合は、その箇所に訂正印を押してください。
切り取らないで郵便局にお出しください。

払込取扱票

02　東京
口座番号　00150-6-29008
加入者名　株式会社 精神看護出版
金額　1 6 2 9 0 8
料金
特殊取扱
通常払込料金加入者負担

通信欄
「精神科看護」定期購読申し込み（12ヵ月分）
　　　　年　　　　月号 通巻　　　　号より

□増刊号あり 15,400円　申込みます。
□増刊号なし 13,200円
©2020年増刊号
タイトル：「精神科訪問看護（仮）」
＊2020年12月31日まで有効

注 □内に✓をつけてください。
注 この払込取扱票は、定期購読専用です。

□自宅 □勤務先
ご住所　〒
ご施設名
お名前
TEL

払込人住所氏名

裏面の注意事項をお読み下さい。（郵政事業庁）（私製承認東第39998号）
これより下部には何も記入しないでください。

受付局日附印

各票の※印欄は、払込人においてご記載してください。

この受領証は、郵便局で機械処理をした場合は郵便振替の払込みの証拠となるものですから大切に保存してください。

（ご注意）
この払込書は、機械で処理しますので、本票を汚したり、折り曲げたりしないでください。

・この払込書をお預けになるときは、引替えにお預り証を必ずお受け取りください。

・ご不明な点がございましたらフリーダイヤル（0120−108420）へお問い合わせください。

（郵政事業庁）

この払込取扱票の裏面には、何も記載しないでください。